Daniel Zanetti

Sind Sie gut im Bett?

Ihre unterhaltsame Schlaf-Fibel für das eigene und fremde Betten.

Impressum:
Layout und Gestaltung: Rebekka Bachmann
Bildkonzept: Rebekka Bachmann
Bilder: ImagePoint.biz
Korrektorat: Sam Bieri, Luzern
Verlag: Textwerkstatt, Olten
Druck: Druckerei Ebikon AG
Printed in Switzerland
1. Auflage 2007
ISBN 978-3-9523245-6-1

Inhaltsverzeichnis

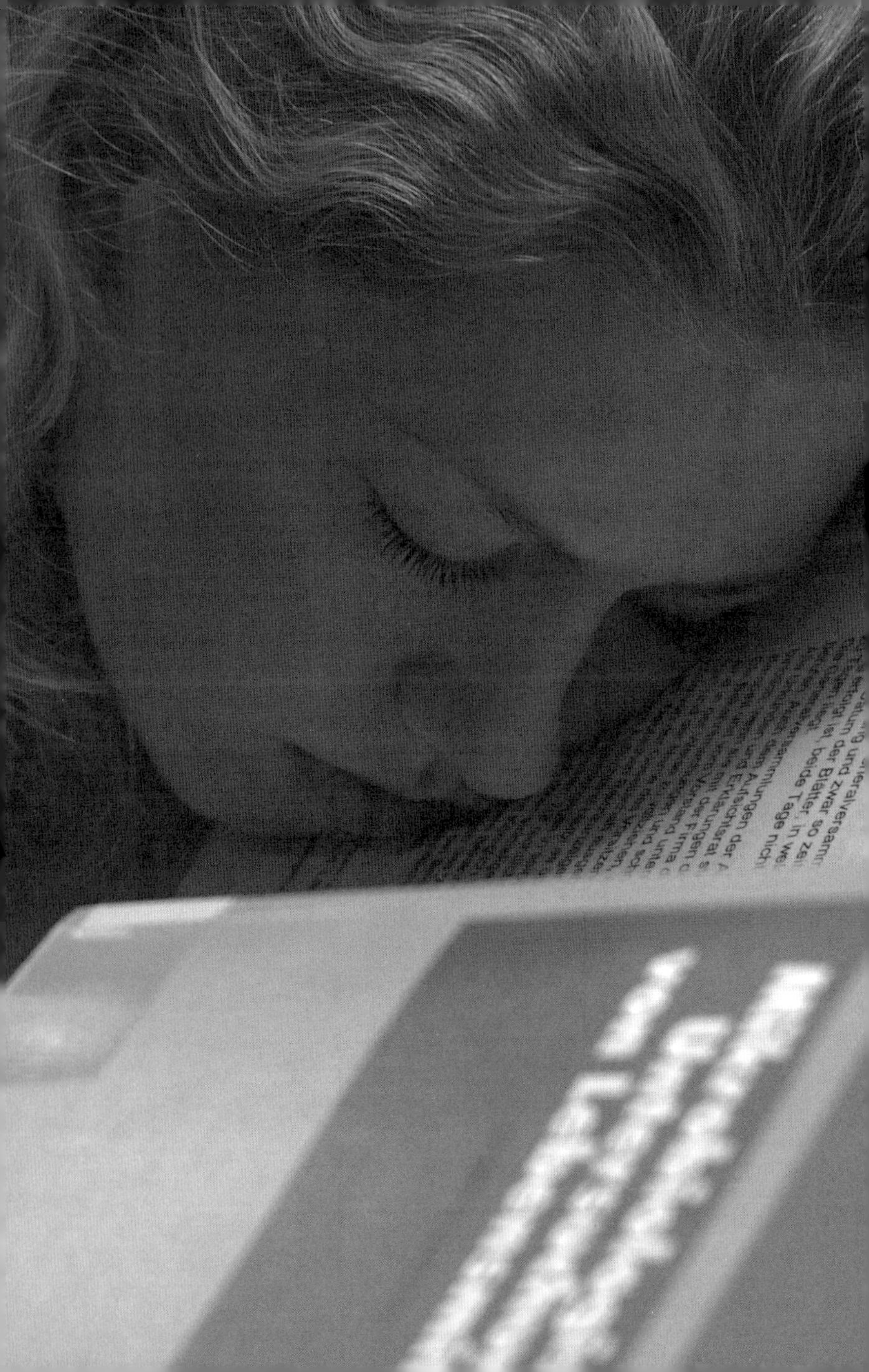

Sind Sie nun gut im Bett oder nicht?

Nun, es gibt gute Gründe, gerade Ihnen diese Frage zu stellen, denn immerhin liegen Sie schon bald wieder in einem Bett. In Ihrem eigenen oder in einem fremden. Ganz egal, ob Sie nullkommaplötzlich in einen himmlischen, tiefen Schlaf verfallen oder sich stundenlang ruhe- und rastlos schweissgebadet im Bett wälzen und den Schlaf suchen: Die Qualität Ihres Schlafes hat einen ganz entscheidenden Einfluss auf die Qualität des darauffolgenden Tages.

Im Gegensatz zu meinen Babyjahren, wo ich locker einmal 18 Stunden pro Tag vor mich hinschlief, ist es heute noch maximal ein Drittel dieser Zeit.

Bei meinen unzähligen Hotelübernachtungen hat es mir weder an der Fülle von TV-Programmen noch an einer Bibel im Nachttischchen gefehlt. Trotzdem, wahrscheinlich jedoch gerade deswegen, war ich nicht immer so gut im Bett, wie ich es hätte sein sollen. Nicht erst nach meinem Burn-out im Jahre 2004 habe ich angefangen, mich intensiver mit dem Thema Schlaf zu befassen. Kaum 20 Jahre jung, stellte sich bei mir nämlich eine Schlafkrankheit ein, mit deren Erforschung eben erst begonnen wurde: Delayed Sleep Phase Syndrome. DSPS ist eine chronische Störung der richtigen Schlafzeitpunkte. Mit anderen Worten: Meine biologische Uhr tickt falsch. Ich kann unmöglich früh ins Bett, und ohne hilfreiche Rituale, von denen ich Ihnen einige in diesem Büchlein schildere, kann ich kaum je vor zwei Uhr einschlafen. Keine gute Ausgangslage, wenn man morgens um sechs aus den Federn muss.

Obwohl meine Schlaferfahrung immerhin 42 Jahre beträgt, bin ich noch immer ein Greenhorn, was dieses Thema angeht. Die Wissenschaftler sind dies übrigens auch, denn der Schlaf an sich wirft noch immer viele ungeklärte Fragen auf. Weshalb schlafen wir? Was genau passiert im Schlaf? Was bedeuten unsere Träume? Alles Fragen, auf die selbst Schlafforscher bis heute keine genauen Antworten haben.

Um meine Performance im Bett zu steigern und mit der Absicht, auch etwas zu Ihrer Schlafqualität beizutragen, ist diese «Schlaf-Fibel» entstanden. Neben wirkungsvollen Tipps und unterhaltsamen Geschichten finden Sie auf den folgenden Seiten auch Antworten auf Fragen. Oder wussten Sie etwa, weshalb Sie nachts nicht aus dem Bett fallen, obwohl Sie Ihre Schlafposition oft wechseln? Das liegt daran, dass Sie bei jedem Positionswechsel die Umgebung in Ihrem

Unterbewusstsein überprüfen und sich so positionieren, dass Sie nicht aus dem Bett fallen. Das tun Sie etwa zehnmal pro Stunde. Bei Kindern ist dieses «GPS» noch nicht so antrainiert, deshalb fallen sie auch öfters mal aus dem Bett.

Lustvolles Lesen und einen genussvollen Schlaf
wünscht Ihnen

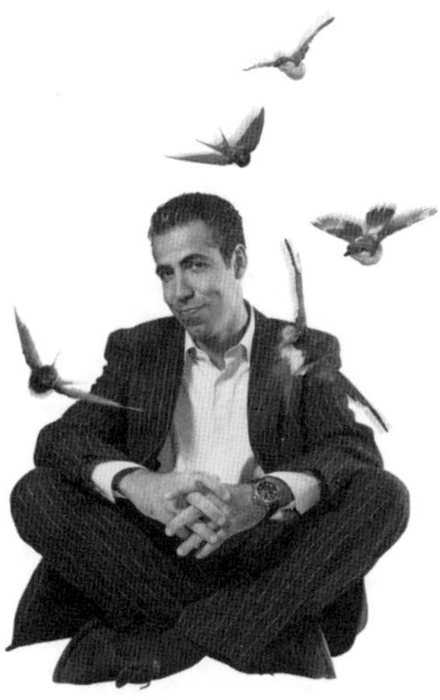

Ihr Daniel Zanetti

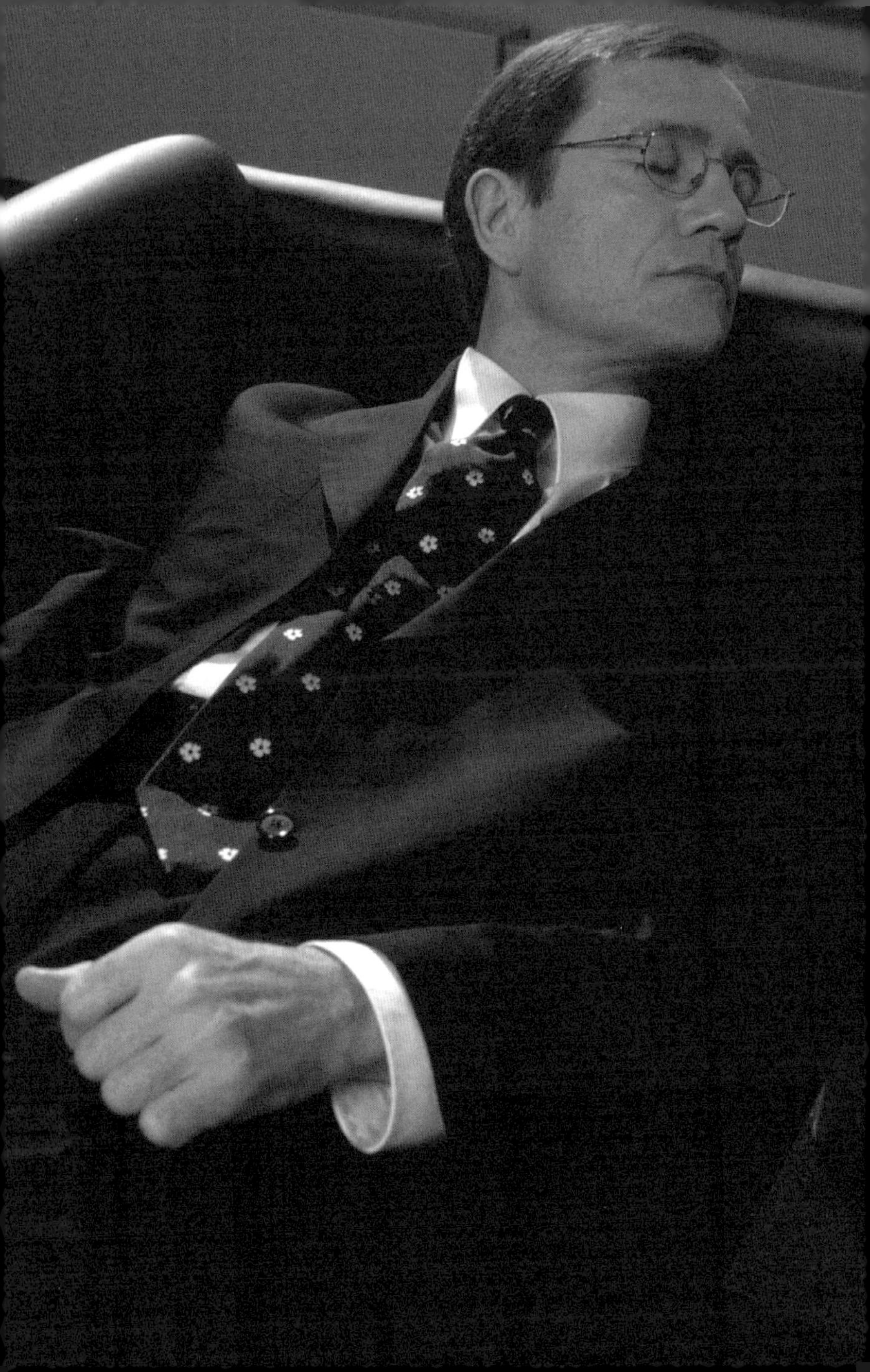

Der Siebenschläfer

Welchen Sinn kann es haben, dass der Mensch rund ein Drittel seines Lebens bewusstlos vor sich hindämmert? Immerhin liest sich «Schlaf» rückwärts buchstabiert annähernd «falsch». Die Frage nach dem Sinn des Schlafes habe ich mir jahrelang immer wieder gestellt und mich sogar geärgert, wenn ich müde wurde.

Ich habe mir vorgestellt, wie es wäre, wenn ich wie eine Giraffe mit ein, zwei Stunden Schlaf pro Tag auskäme. Dann könnte ich noch diese und jene E-Mail beantworten, das Meeting von morgen vorbereiten und anstatt alle zwei Jahre gleich jedes Jahr ein Buch schreiben. Doch stattdessen wurde und werde ich nach jedem Tag müde, und mein Körper fordert mich ultimativ auf, meine 74,5 Kilo irgendwo hinzulegen, wo ich dann scheinbar nutzlos und betriebswirtschaftlich höchst ineffizient vor mich hinschlummere.

Eigentlich habe ich immer bewusst wenig geschlafen. Wer schläft, der verpasst das Leben, war meine

Devise. Eine Devise, die mich zu einer Schlafdauer von durchschnittlich sechs Stunden führte, und das über eine Dauer von nun mehr als 20 Jahren. Damit bin ich in guter Gesellschaft. Nicht nur viele Berufstätige von heute, sondern auch Napoleon, Edison oder Churchill sind und waren Kurzschläfer.

Von Salvador Dalí wird berichtet, dass er, in seinem Lehnstuhl sitzend, einen Zinnteller neben sich auf den Fussboden stellte, einen Löffel zwischen Daumen und Zeigefinger nahm und sich dann zurücklehnte. Sobald er einnickte, lösten sich seine Finger, der Löffel fiel scheppernd auf den Zinnteller und Dalí erwachte. Er vertrat den Standpunkt, dass der Augenblick zwischen Einschlafen und Erwachen so ein Hochgenuss sei, dass er sich anschliessend voller Inspiration und Tatendrang wieder an die Arbeit machen könne. Ein wahrlich surrealistischer Sekundenschlaf…

Geht man von der von Schlafexperten empfohlenen Mindestschlafdauer von sieben Stunden aus, dann habe ich in den letzten 20 Jahren 7300 Stunden Schlaf «gespart», respektive 304 volle Tage meinem Wachkonto gutgeschrieben. Das ging bis im Sommer 2004 einigermassen gut. (Siehe «Vom Know-how zum Do-how», Daniel Zanetti 2006, Econ Verlag).

An meinen zahlreichen Führungsseminaren stelle ich Managern ab und zu folgende Fragen: «Wer von Ihnen schläft durchschnittlich acht Stunden pro

Nacht?» (Etwa 15 Prozent der Teilnehmer halten die Hand hoch.) «Sieben Stunden?» (30 Prozent quittieren mit Handerheben …) «Sechs Stunden?» (Nochmals 30 Prozent …) «Wer schläft durchschnittlich weniger als sechs Stunden pro Nacht?» (25 Prozent bezeugen durch Handerheben …)

Das zeigte mir zu Genüge auf, dass ich mit meinem Schlafpensum keine Seltenheit bin und dass viele von uns kleine Napoleons, Edisons, Churchills oder Dalís sind, zumindest, was die Schlafgewohnheiten angeht.

Gerade Führungskräfte sind keine Sieben-, sondern Wenigschläfer. Dies aus naheliegenden Gründen. In unserer hektischen, schnellen, druckvollen Gesellschaft wird es immer schwieriger, die Summe von Aufgaben, Tätigkeiten und Verantwortungen in einen 17-Stunden-Wachtag zu packen. Die Welt braucht uns Menschen nicht, aber wir Menschen brauchen den Schlaf. Und zwar dann, wenn es draussen dunkel ist. Denn Dunkelheit und Licht sind für uns Menschen Zeitgeber. Wer immer dafür verantwortlich ist, ich glaube fest daran, dass er uns Menschen die Dunkelheit erschuf, damit wir zu unserer Ruhe kommen. Tun wir das nicht, und das sieht man besonders gut bei Menschen, die Schichtarbeit leisten, oder aber bei Flügen mit grosser Zeitverschiebung, geraten wir Menschen in ein zeitliches Ghetto. Unsere innere Uhr wird verstellt, und damit ist es unser Rhythmus auch.

Früher war die Welt zwischen 20 und 6 Uhr zehn Stunden dunkel. Heute müssen die Wissenschaftler ihre Teleskope in den abgelegensten Orten dieser Welt bauen, damit ihre Arbeit nicht von den Lichtern der Grossstädte gestört wird. Schauen Sie sich doch mal ein Satellitenfoto an, das bei Nacht geschossen wurde. Unsere Welt leuchtet mitten in der Nacht heller als ein Flipperkasten nach dem Freispiel.

Bei näherem Betrachten stelle ich fest, dass es uns Menschen immer schwerer fällt, dem Angebot «Tag» zu widerstehen. Zu viele reizvolle Möglichkeiten stehen uns im Weg. Wir nennen das Nightlife. Ein Wort, das in sich selbst schon ein Widerspruch ist!

Falls Sie jetzt gerade in einem Hotelzimmer sind, dann stellen Sie fest, dass dieses Hotel Ihnen wahrscheinlich eine Vielzahl von reizvollen Unterhaltungsmöglichkeiten bietet. Hauen Sie ruhig auf den Putz! Aber Vorsicht: Check-out Time ist spätestens um 11.30 Uhr, und exakt um diese Uhrzeit verzieht sich auch das Frühstücksbuffet. Sie sehen, es ist gar nicht so einfach, zu seinem Schlaf zu kommen. Die Tücken unserer Gesellschaft lauern überall!

Da Neinsagen offenbar keine Stärke von uns Menschen ist, geben wir dem immer grösser werdenden Druck nach und verändern so das Verhältnis von Wach- zu Schlafzeit zu unseren Ungunsten. Hinzu kommt der Umstand, dass bei Managern wenig schlafen en vogue ist. Schliesslich möchte «Mann» ja nicht als Penner gelten.

Viele wichtige, ja überlebenswichtige Dinge im Leben haben mir meine Lehrer nicht beigebracht. Wie zum Teufel konnten mir meine Lehrer vorenthalten, welche wichtige Funktion der Schlaf für mein Leben ausübt? Ich weiss zwar heute, dass der höchste Berg Mount Everest heisst und 8850 Meter hoch ist, die chemische Abkürzung für Eisen FE (Ferrum) lautet, doch was bringt mir das? Nichts! Noch nie konnte ich einer Supermarktverkäuferin imponieren, weil ich wusste, dass 100 Gramm Spinat 3,5 Milligramm Eisen enthalten. Im Gegenteil, denn die Verkäuferin lobt mich doch jedes Mal dafür, dass ich für meine Kinder Spinat einkaufe, weil sie dann durch das viele Eisen so kräftig werden. Dabei basiert dieser Volksglaube auf einem Irrtum! Der Basler Forscher Gustav von Bunge untersuchte 1890 den Spinat. Dabei ermittelte er einen Eisengehalt von 35 Milligramm pro 100 Gramm Spinat, was tatsächlich sehr viel ist. Tatsächlich nahm er 100 Gramm getrockneten und pulverisierten Spinat als Basis. Da frischer Spinat jedoch aus 90 Prozent Wasser besteht, enthalten 100 Gramm maximal 3,5 Milligramm Eisen. Das ist nicht besonders viel, auch nicht im Vergleich mit anderen Gemüsesorten. Für einmal hat hier die viel gelobte Schweizer Präzision versagt. Auf der anderen Seite zeigt doch gerade dieses Beispiel, wie sehr wir Menschen einen Irrglauben aufrechterhalten. Und Irrglauben gibt es auch zum Thema Schlaf viele, wie Sie noch feststellen werden …

«Achtung, der Server konnte nicht alle Daten vollständig speichern. Bitte wiederholen Sie den Speichervorgang.»

Diese Fehlermeldung kommt etwa jener Information gleich, die Ihr Hirn versendet, wenn Sie weniger als sieben Stunden geschlafen haben. Ich meine einen Sieben-Stunden-Qualitätsschlaf und nicht etwa dieses Standby-Modus-Dösen, als das viele ihren Schlaf beschreiben.

Ähnlich wie der Server die Daten der Computer über Nacht speichert, speichern und verarbeiten wir Menschen im Schlaf Erlerntes und Erlebtes. Das ist zumindest eine von etwa vier wissenschaftlichen Theorien, die es zum Sinn und Nutzen des Schlafes gibt. Es ist aber für mich die logischste von allen, und sie wird erst noch (hoffentlich kein weiterer Irrglaube!) durch den Ausspruch «Darüber muss ich erst schlafen» unterstützt. Wann immer eine wichtige Entscheidung ansteht, möchten wir Menschen darüber schlafen. Das ist für mich Beweis genug, dass uns der Schlaf über Nacht gescheit macht. (Zumindest so lange, bis mich die Wissenschaftler mit Fakten vom Gegenteil überzeugen.)

Lieber sechs Stunden Schule als gar keinen Schlaf! Ein meinen Lehrern gewidmetes Zitat…

Hätten mir meine Lehrer also dieses Wissen in der Schule vermittelt, dann hätte ich vor Prüfungen jeweils bestimmt nicht wie ein Besessener bis tief in die Nacht hinein gebüffelt. Im Gegenteil! Ich hätte das Wichtigste repetiert und mich dann ins Bett gelegt. Während ich da meinem erholsamen Schlaf gefrönt hätte, hätte mein Hirn gleichzeitig den Befehl «Save all files» gegeben. Am Morgen wäre ich dann mit einer aktualisierten «Festplatte» aufgewacht und hätte an der Prüfung die richtigen Antworten aus den Dateien geholt. Stattdessen haben uns unsere Lehrer mit gezieltem Schlafentzug gefoltert. Eine Methode, die höchst erfolgreich ist. Schon die alten Römer haben ihre Gefangenen mit Schlafentzug zu Geständnissen bewegt. Das zeigt mehr als deutlich auf, dass wir unseren Schlaf brauchen, dass er wichtig ist und dass wir ihn erst so richtig schätzen, wenn wir ihn nicht haben. Um den Schlaf zu lieben, sollten Sie mal 48 Stunden wach bleiben …

Natürlich hat jeder Mensch seinen eigenen Schlafrhythmus und eine individuelle Schlafdauer. Erwiesen ist lediglich, dass sieben Stunden als gesunder Richtwert gelten. Zu viel (zehn Stunden) oder zu wenig Schlaf (weniger als sechs) kann negative Folgen für unseren Körper und somit für unsere Lebensqualität haben.

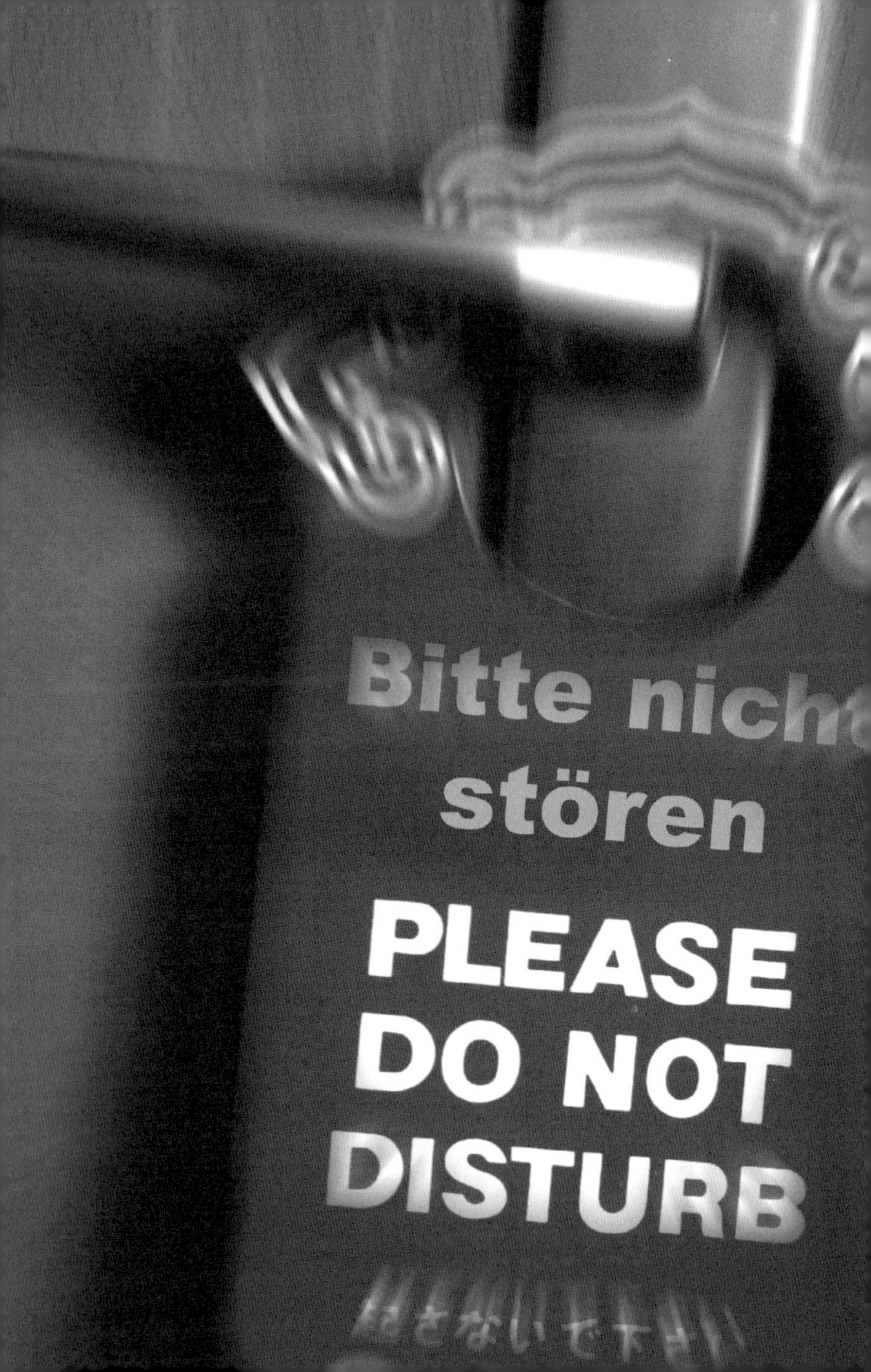
Bitte nich
stören
PLEASE
DO NOT
DISTURB

Bitte nicht stören

Bevor ich Ihnen Tipps für Ihre Bettperformance gebe, möchte ich aufzeigen, dass es gar nicht so einfach ist, gut im Bett zu sein. Wenn Sie regelmässig mehr als 30 Minuten zum Einschlafen brauchen, liegt medizinisch gesehen eine Störung vor. Finden Sie länger als drei Stunden keinen Schlaf, können Sie danach kaum noch Einschlafen.

Einschlafstörungen führen dazu, dass Ihre Tiefschlafphase kürzer ausfällt, und das wiederum führt dazu, dass Ihre «Festplatte» nicht vollständig aktualisiert wird. Sie fühlen sich schlapp, haben Mühe, sich zu konzentrieren, und schleppen sich mehr schlecht als recht durch den Alltag. Seien wir ehrlich: Wer kann sich so eine Einschlafstörung schon leisten? Würden Sie sich einem Piloten ins Flugzeug setzen, der Ihnen beim Einsteigen sagt: «Mensch, heute habe ich Mühe, mich zu konzentrieren. Ich fühle mich schlapp und bin froh, wenn wir es bis nach Hongkong schaffen …» Oder was halten Sie davon: Sie stehen vor einem operativen

Eingriff und wurden soeben narkotisiert. Kurz bevor die Narkose zu wirken beginnt, hören Sie, wie der Chirurg zum Anästhesisten sagt: «Boahh, habe ich schlecht geschlafen, ich fühle mich wie gerädert. Was sollen wir da nochmals rausschneiden?»

Selbst wenn Sie einen Beruf ausüben, der mehr Fehler verzeiht, können Sie es sich nicht leisten, schlecht zu schlafen. Eine unausgeschlafene Mutter hat für ihre eigenen Kinder keine Nerven und rastet wegen jeder Kleinigkeit aus, eine Führungskraft begegnet ihren Mitarbeitern in harschem Umgangston, ein Verkäufer wirkt auf seinen Kunden launisch und demotiviert. Nein, einen schlechten Schlaf können auch Sie sich bestimmt nicht leisten.

Ich habe mich ausführlich mit dem Thema Einschlafstörungen befasst, und ich kann Ihnen sagen, das raubte mir den Schlaf! Nebst einer unbequemen Matratze, einem zu heissen Zimmer oder dem lustvollen Stöhnen zweier sich beglückender Menschen im Hotelzimmer nebenan gibt es noch eine Vielzahl anderer Störfaktoren.

Hier einige bekannte Schlafstörungen.
Als mögliche Ursachen zählen beispielsweise:

- Zu schwere oder zu spät eingenommene Speisen und/oder Getränke
- Nikotin zu später Stunde
- Lärmige Umgebung, wie beispielsweise Strassenlärm, tickende Uhren, surrende Klimaanlage etc.

- Unbequemes Bett oder schlechte Matratze
- Zu helle Umgebung
- Überreizung durch zu viel Fernsehen
- Aktivitäten wie Sport oder Arbeiten
  bis kurz vor dem Schlafengehen

Als Schlafstörungen gelten unter anderem:
- Schlafwandeln
- Albträume
- Senile Bettflucht
- Zähneknirschen
- Restless-Legs-Syndrom (unruhige Beine)
- Übermässiges Schlafen (Hypersomnie)
- Störung des Schlaf-Wach-Rhythmus
- Vorzeitiges Erwachen
- Schnarchen
- und viele mehr …

Sie sehen, wenn in Hotels jeweils Schilder mit «Bitte nicht stören» an der Türklinke hangen, so heisst das noch lange nicht, dass im Zimmer selbst innere Ruhe herrscht.

Ich habe mir geschworen, dass dieses Buch kein theoretisches Werk zum Thema Schlaf werden soll. Um diesem Schwur Rechnung zu tragen, nehme ich Sie nun mit auf eine praktische Reise zu den wichtigsten Alltags- respektive Allnachtssituationen rund um den Schlaf.

Fühlen Sie sich ruhig ertappt!

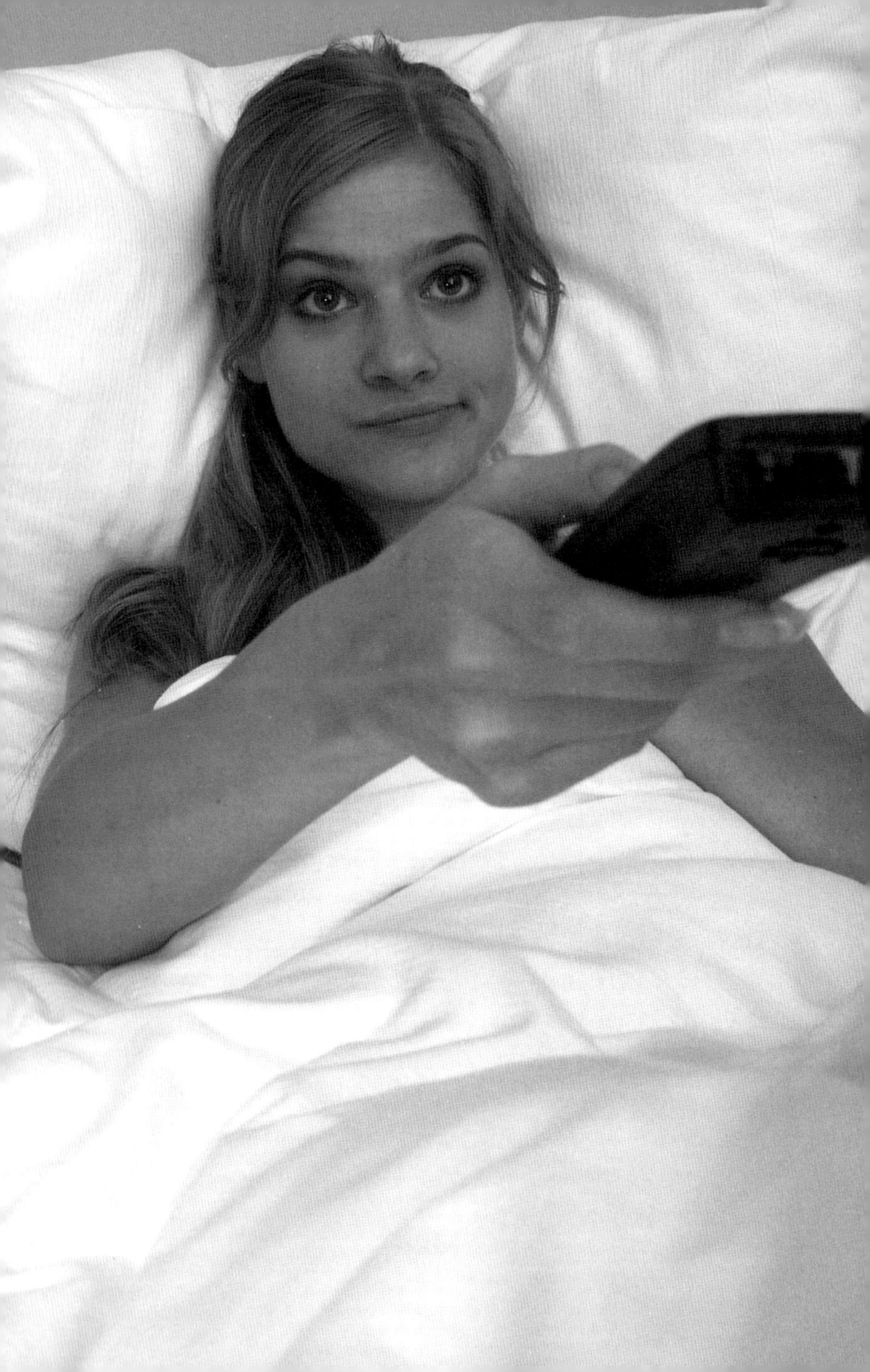

Zapping anstatt Sleeping

Es gibt namhafte Wissenschaftler, die behaupten, dass Fernsehen dumm macht. Gemeint ist natürlich nicht das Fernsehen generell, sondern das weitverbreitete, ungezielte Durch-die-Glotze-zappen. In jedem Haushalt und in jedem Hotelzimmer findet man einen Fernseher, der gut sichtbar den Raum dominiert. Das grün leuchtende Standby-Licht signalisiert: Ich bin bereit, wann immer du es auch bist! Jahhhh… schalt – mich – ein!

Er heisst Fernseher oder Glotze. Es gibt Menschen, die nennen «es» auch TV-Set, weil ihr Fernseher noch mit artverwandten Geräten gekoppelt ist, und in Australien nennen sie ihn sogar zärtlich «telly». Keine Frage: In den Haushalten ist der Fernseher das fünfte Familienmitglied. Der Freund, den ich schon immer haben wollte. Das Gerät, mit dem ich mehr Zeit verbringe als mit meinen Mitmenschen. Der Fernseher hat im Gegensatz zum Mitmenschen ja auch einen entscheidenden Vorteil. Man kann damit switchen. Herswitchen, weg-switchen, rauf- und runter-switchen. Das kann man mit Mitmenschen nicht so einfach. Mit denen muss ich mich auseinander-setzen, ihnen zu-hören und mit-sprechen.

Wie sehr wir diesen Fernseher brauchen, das sehen Sie am besten dann, wenn ein Geschäftsmann nach dem Hotel-Check-in auf sein Zimmer eilt und sein rechter Daumen schon im Fahrstuhl zu zucken beginnt. Kaum im Zimmer angelangt, sucht die rastlose Managerhand, wie ein Süchtiger auf Entzug, die Fernbedienung. Er kennt die Formen und Funktionen der gängigsten Fernbedienungsmodelle in- und aus-wendig. Wann immer er eine Fernbedienung in der Hand hält, dann weiss er: Ich bin zu Hause! Mehr noch: Ich bin am Drücker!

Das grosse Switchen kann beginnen!

Obwohl unser Manager einen anstrengenden Tag hinter sich hat, gönnt er sich jetzt keine Ruhe. Er zieht nicht mal seine Kleider aus, sondern legt sich samt Anzug und Krawatte auf den Bettüberwurf. Den Infrarotstrahler auf den Bildschirm gerichtet, drückt sein Daumen die Kanaltasten rauf und runter, dass es nur so klickt. Minute um Minute zappt er sich unaufhörlich tiefer und tiefer durch die von Kochsendungen, Talkshows und Werbung verseuchte TV-Landschaft. Das Programmheft bleibt derweil unberührt liegen, denn Zappen geht eh schneller.

Irgendwann hat sich sein Intellekt durch so viel TV-Sondermüll in den Standby-Modus verabschiedet, der Vorstufe des «point of no return». Der ist dann erreicht, wenn unserem Manager die heiss gezappte Fernbedienung langsam aus der müden Hand gleitet. Wie der Colt des vor ihm auf dem Bildschirm sterbenden Cowboys, dessen tragisches Ende er nicht mehr mitbekommt, weil seine überreizten Augen den Wachkampf verloren haben.

Fazit des einsamen Managerabends:
TV 1, Mensch 0.

Fragen Sie sich selbst: Ist TV-Zeit gut investierte Zeit? Gehören Sie auch zu jener Spezies Mensch, die andauernd keine Zeit hat und keine Gelegenheit auslässt, dies auch zu äussern? Gegenüber Ihren Kunden, Ihren Mitarbeitern … oder gar Ihrer Familie? Wenn Sie sich betroffen fühlen, dann sollten Sie sich fragen, wie Sie es vertreten können, jeden Tag vier Stunden in die Glotze zu schauen und wertvolle Lebenszeit zu vernichten, wie ein Dokument, das Sie den Shredder runterlassen und es so unwiderruflich zerstören.

Um fern-zu-sehen, brauchen Sie keinen Fernseher. Ein Blick in die Berge oder ins Grüne genügt!

Zielloses Televisioning ist wertvolle Lebenszeit, die Sie sich selbst stehlen. Zeit, die Ihnen irgendwann fehlen wird, weil Sie bereuen werden, dass Sie diese Zeit nicht besser genutzt haben. Für mehr Schlaf beispielsweise. Schlaf, der entscheidend zu einer besseren Lebensqualität beiträgt.

Mir ist bis heute kein einziger Fall bekannt, bei dem einer sich auf dem Sterbebett beschwert hat, dass er in seinem Leben zu wenig in die Glotze schauen konnte.

Apropos Fernsehen: Wussten Sie, dass ein 14-jähriges Kind in seinem Leben bereits 12 000 Fernsehmorde gesehen hat? Nachdenken bitte.

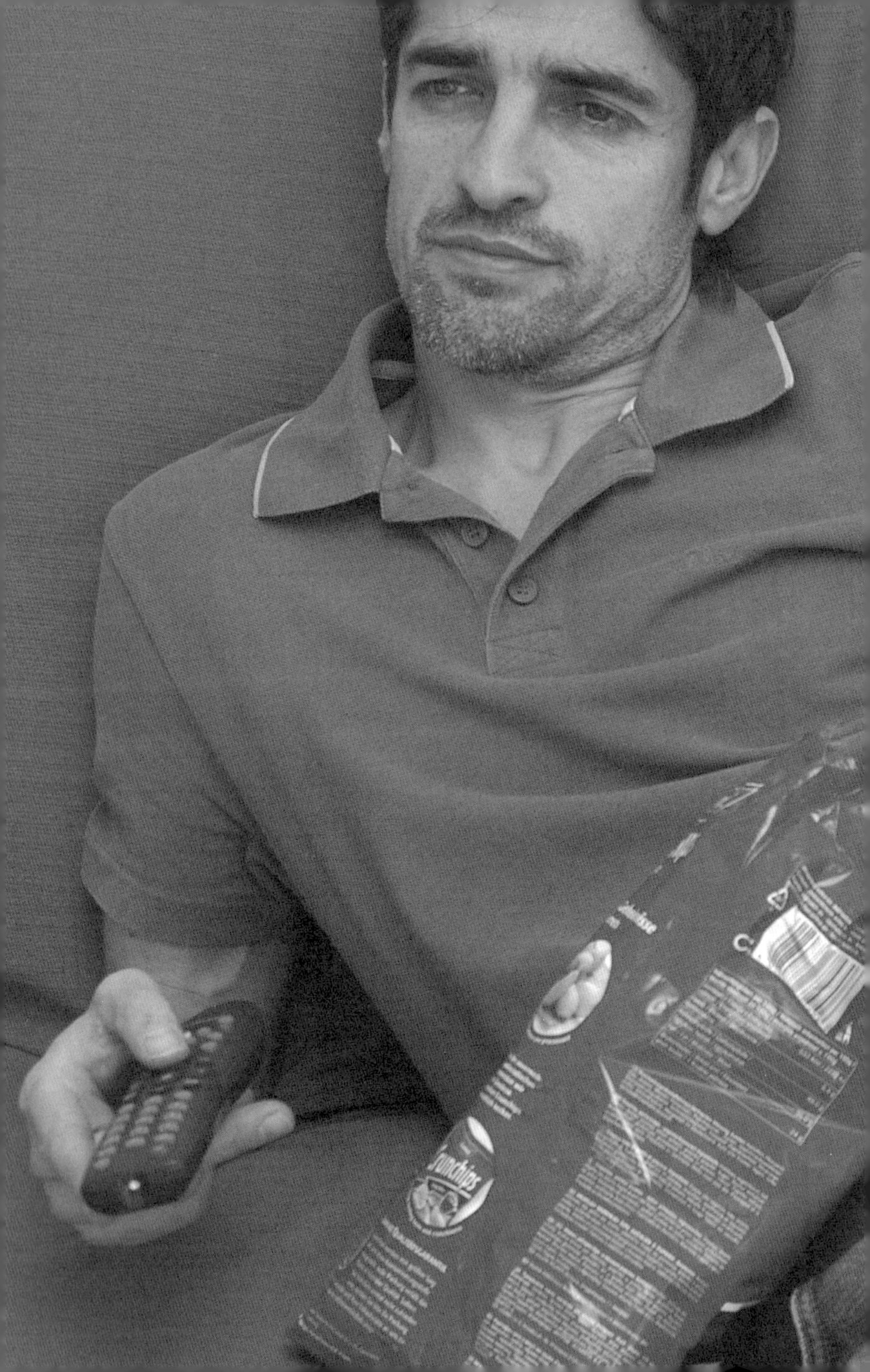

Vom Frustfrass zum Lustschlaf

Nach Atmen, Trinken und Essen ist Schlafen die wohl notwendigste Beschäftigung der Welt. Alle vier Beschäftigungen haben zudem eines gemeinsam: Sie stehen in enger Abhängigkeit zueinander. Vor allem kann man nicht gut schlafen, wenn man zu viel gegessen oder getrunken hat. Zu viel und zu schwere Kost sowie Alkohol und Nikotin sind Schlafkiller. Gerade wenn ich viel in fremden Betten schlafe, lege ich grossen Wert auf eine gesunde und ausgewogene Ernährung. Ich bin einer jener Menschen, die sehr viel und leidenschaftlich arbeiten. Ich bin allerdings auch einer, der es bis zu einem Burn-out kommen liess. Eine der ganz grossen persönlichen Lehren aus dieser unrühmlichen Erfahrung ist, dass ich mir eingestehen musste, ein Spitzensportler zu sein. Zwar nicht auf dem Tennisplatz, aber immerhin 12 bis 15 Stunden täglich im Businessalltag. Manager sind nichts anderes als Businessathleten, die in der Champions League der Wirtschaft spielen und versuchen, die Endrunde zu erreichen. Vor meinem Burn-out hatte ich beruflich zwar auch schon einiges erreicht, aber ich habe mich nie als Athleten gesehen. Ich habe extrem viel gearbeitet, extrem wenig geschlafen, weder auf ausgewogene Ernährung noch auf ausreichende Bewegung geachtet. Heute tue ich dies im Wissen, dass ich nur in der Champions League spielen kann, wenn ich Geist und Körper trainiere. Nichts anderes tut auch Roger Federer, um die Nummer eins zu bleiben. Und ihm käme bestimmt nicht in den Sinn, vor einem wichtigen Match nicht gut und vor allem zu wenig zu schlafen. Talent allein genügt eben doch nicht.

Was ich nicht gut kann, ist allein essen. So weit ich mich zurückerinnern kann, hatte ich Mühe, allein in einem Restaurant zu sitzen und mich zu ernähren. Schon einen Drink allein einzunehmen, halte ich für pure Zeitverschwendung. Für mich ist die Begleitung mindestens so wichtig wie das Essen selbst. So kommt es bei meinen Reisen häufig vor, dass ich mir, bei fehlender Begleitung, das Essen aufs Zimmer bestelle. Damit vermeide ich eine, wenn nicht DIE frustrierende Situation des Tages. Nämlich die, dass ich mich allein an einen Tisch setzen muss, der immer für zwei Gäste vorbereitet wurde. Immer! Während ich dann allein am Tisch für zwei sitze, überkommt mich immer das Gefühl, etwas tun zu müssen, weil ich mich ja mit niemandem unterhalten kann und dieses Manko irgendwie kompensieren möchte. Ich meine, was soll man sonst tun? Die Bilder an der Wand anschauen? Die Blüten an den Blumen zählen, die, der Grösse nach zu urteilen, auch für zwei Personen vorgesehen sind? Dessen nicht genug, kommt dann der Kellner an den Tisch, bewaffnet mit (immer!) zwei Speisekarten und äussert die wohl frustrierendste Frage, die man einem menschlichen Wesen stellen kann: «Sind Sie allein?»

Ohne meine Antwort abzuwarten, beginnt der Kellner jeweils, das zweite Gedeck vom Tisch zu entfernen. Die nun gähnende Leere gegenüber raubt mir nun gänzlich den Glauben, dass es doch noch ein Abend zu zweit hätte werden können.

Genau solche Situationen sind es doch, die den Frustfresser-Instinkt in uns wecken. Das «Jetzt kommt es ja sowieso nicht mehr drauf an»-Denken» ist doch eindeutig dem Kellner zuzuschreiben! Doch ich habe gelernt, meinen Frustfresser-Instinkt zu überlisten. Schliesslich führen Knödelsuppe, Schweinebraten und Mousse au chocolat nicht zu einem erholsamen Schlaf – und damit habe ich wieder zum Thema Schlaf zurückgefunden –, sondern höchstens dazu, dass es nachts in meinem Magen rumort wie in einem polnischen Bergwerk.

Fairerweise muss an dieser Stelle allerdings gesagt werden, dass es grundsätzlich keine ungesunden Lebensmittel gibt (Lebensmittelallergien ausgenommen). Entscheidend dafür, ob ein Lebensmittel für uns ungesund ist, ist die Menge, die wir davon zu uns nehmen, und wie wir diese vertragen. Auch die Kombination mit anderen Lebensmitteln kann darauf einen Einfluss haben. Wer sich beispielsweise sehr einseitig ernährt, lebt ungesund. So viel ist klar.

Ein marktfrischer, knackiger Salat, dazu eine Tranche grillierten Fisch, Mineralwasser ohne Kohlensäure und vielleicht zur Feier des Tages ein (in Ziffern: 1) Glas Wein – und einem guten Schlaf steht, zumindest aus ernährungswissenschaftlicher Sicht, nichts mehr im Wege. Vorausgesetzt, Sie lassen nun mindestens zwei bis drei Stunden verstreichen, bis Sie sich ins Bett legen. So viel Zeit braucht Ihr Magen in der Regel, um diese leichte Kost zu verdauen.

Warnung an alle, die jetzt denken: «Zwei, drei Bier aus der verlockend nahen Minibar dürften es noch sein...» Alkohol ist zwar ein guter Einschlafbeschleuniger, vor allem aber eine Durchschlafbremse!

Jetzt muss ich Sie nur noch vor einem warnen: Vor dem kleinen Schokoladeherz, das die Raumpflegerin liebevoll auf Ihr Kopfkissen gelegt hat und das Ihnen immer erst nach dem Zähneputzen begegnet. Hin- und hergerissen zwischen dem Genuss süsser Kalorien und dem Wissen, die Zähne nochmals putzen zu müssen, stehe ich jeweils vor meinem Hotelbett. Ich empfehle Ihnen, das Schokoladenherz als Muntermacher gleich in Ihre Aktentasche zu legen, damit Sie es als «Doping» während des nächsten Tages einsetzen können.

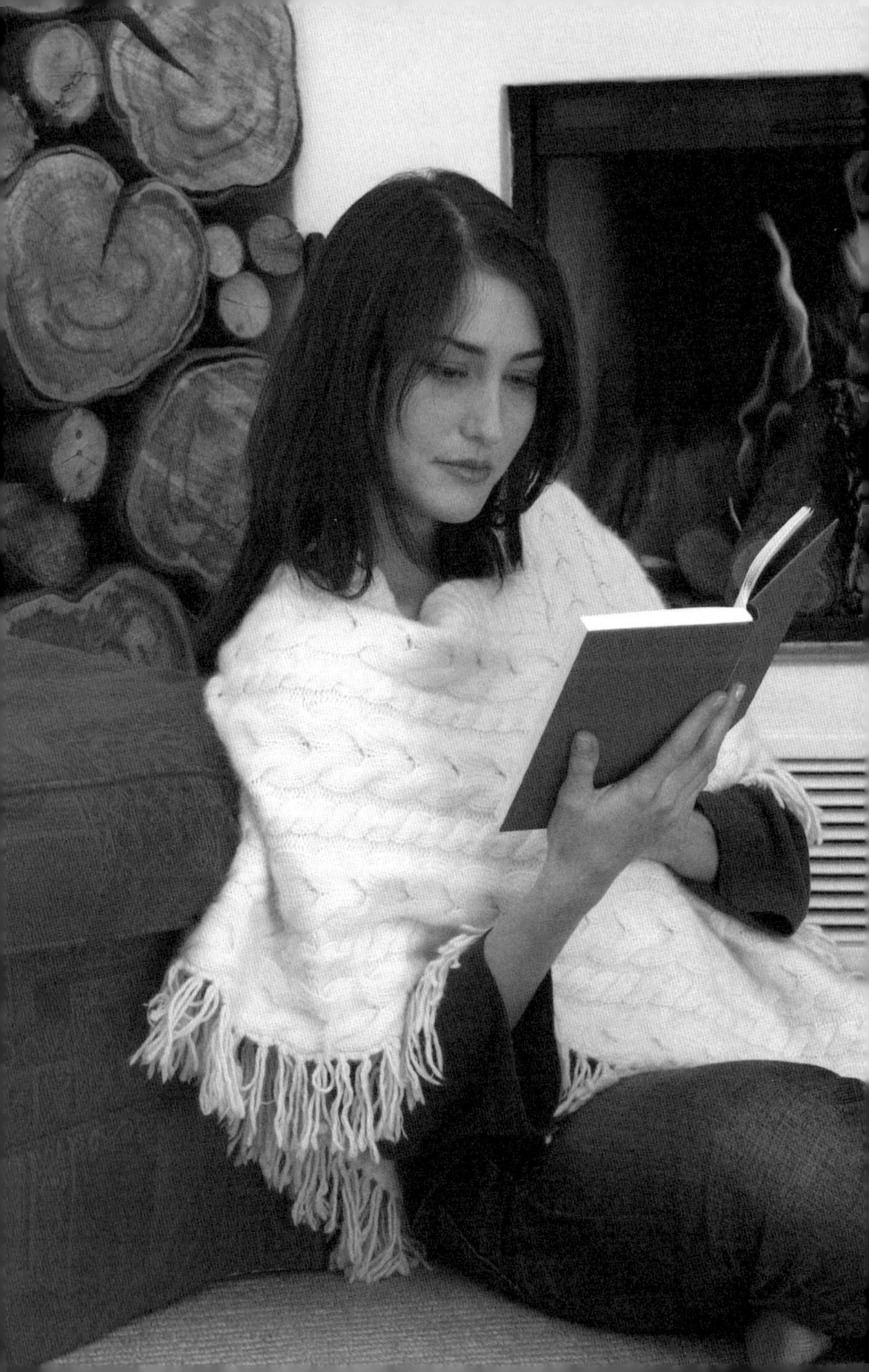

Gemütlichkeit

Die Gemütlichkeit; man kann sie zwar nicht immer erklären, aber man fühlt sie, wenn sie da ist. Viele Menschen sind der Meinung, dass es zu Hause am gemütlichsten ist. Doch was soll einer tun, der von zu Hause weg ist? Wenn jemand wie Sie und ich geschäftlich viel unterwegs ist? So jemand braucht in der Regel einen Ersatz für sein Zuhause, um nicht auf Gemütlichkeit verzichten zu müssen. Dann muss oftmals das Hotel als «Zuhause» hinhalten. Daher kommt wohl auch der viel zitierte Hotelprospektsatz: «Fühlen Sie sich bei uns wie zu Hause!» Der ist zwar gut gemeint, aber unsinnig. Es gibt nämlich Hotelgäste, die wohnen zu Hause so schön, dass der Satz «Fühlen Sie sich bei uns wie zu Hause» schon lächerlich wirkt. Andere Gäste wiederum haben ein nicht so schönes Zuhause. Für die ist dann das Hotel ein wahres Highlight. Auch hier ist der Spruch verfehlt, denn diese Leute wollen, wenn sie dann mal ihre vier nicht so tollen Wände mit einem schönen

Hotel eintauschen können, bestimmt nicht an zu Hause erinnert werden!

Ich für mein Teil möchte mich im Hotel nicht wie zu Hause, sondern wie in einem schönen Hotel fühlen. Es gibt Hotels, die so wunderbar gemütlich sind, dass mir – und dies, obwohl ich ein wunderschönes Zuhause habe – der Abschied schwer fällt. Grosse Unterschiede stelle ich bei der Hotelzimmereinrichtung fest. Während in den einen Zimmern der Wohlfühlfaktor gross ist, verspüre ich in anderen Lust, den Architekten zu zwei selbst zu bezahlenden Übernachtungen zu zwingen, damit er die Früchte seiner fürchterlichen Planung und seines gemütlichkeitsverachtenden Geschmacks am eigenen Leibe erfährt.

Es wird eine der ungeklärten Fragen meines Lebens bleiben, weshalb sich so viele Architekten entweder auf pure Funktionalität oder aber auf pures Design spezialisieren. Dabei ist doch die Erfolgsformel die Verbindung der beiden und gipfelt, in der richtigen Mischung angewandt, in nichts anderem als der von uns Menschen so geschätzten Gemütlichkeit.

Weshalb sind die Schreibtische halb so tief, wie ein Notebook breit ist? Und warum lassen sich die Fenster nicht öffnen? Dadurch würde das lästige Brummen der Aircondition entfallen und wir könnten in Ruhe arbeiten und schlafen. Und noch schlimmer: Die gewählten Teppichmuster lassen unweigerlich jeden fröhlichen Menschen an Suizid denken, und beim Betrachten der

Bilder an der Wand läuft einem unweigerlich der kalte Schweiss über den Rücken.

Sollten Sie diese Zeilen in einem Hotelzimmer lesen, dann will ich doch hoffen, dass Sie ein gewisses Mass an Gemütlichkeit spüren und jede Minute geniessen können. Ich habe von schönen Hotelzimmern schon viel Gemütlichkeit in mein eigenes Schlafzimmer importiert. Beispielsweise das Farbkonzept. Denn Farben haben einen beträchtlichen Einfluss auf eine gute Einschlafphase. Das kann man bei Babies gut beobachten. Gewisse Eltern meinen es nur zu gut mit knallig bunter Bettwäsche und glitzernden Mobiles und wundern sich dann, wenn ihr Kleines nicht einschlafen kann. Die Farbe Ihrer Wände, Ihrer Bettwäsche, ja sogar die Farbe Ihrer Vorhänge hat einen Einfluss auf Ihr Wohlbefinden. Während beispielsweise blaue Farbtöne eine kühle und ruhige Atmosphäre vermitteln, regen rote, grellere Farben eher an.

Suchen Sie sich selbst aus, was bei Ihnen im Bett vonnöten ist.

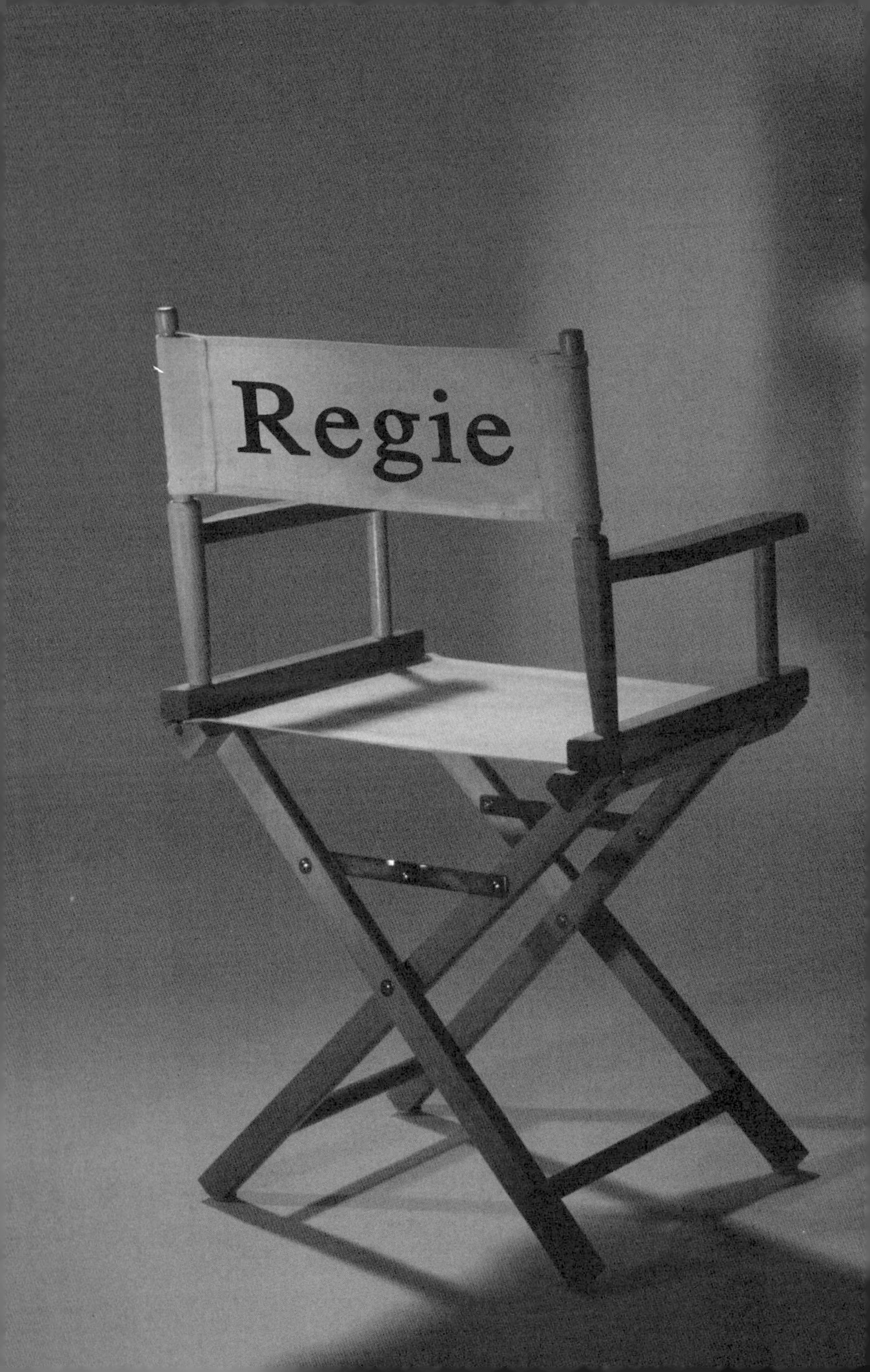
Regie

Kino im Kopf

Ich bin ein Träumer. Meine Gedanken sind sehr oft auf Wanderschaft, und so reicht mein Traumrepertoire von Drama, Komödie, Tragödie, Erotik bis hin zum Albtraum, der sich meist als Mischung von allem entpuppt. Schlafforscher fragen sich seit Jahren: Ist der Traum bloss eine Sinnestäuschung oder enthüllt er bedeutungsvolle Sinnzusammenhänge? Gesichert ist heute nur, dass Träume nicht nur Schäume sind, sondern vielmehr «Briefe an sich selbst». Obwohl wir einander vor dem Einschlafen ein «Träum süss!» in die Ohren hauchen, sind unserer Träume oft durch negative Inhalte geprägt. Ich habe mich viel mit der Traumforschung befasst, nicht zuletzt auch deshalb, weil meine Träume phasenweise Inhalte haben, die zum Nachdenken anregen. So träume ich beispielsweise immer wieder mal meinen Paniktraum, und der geht so:

Eines Tages wache ich auf und stelle fest, dass ich mutterseelenallein auf dieser Welt zurückgelassen wurde. Weit und breit ist kein Mensch zu sehen. Auch telefonisch erreiche ich niemanden. Aus so unerklärlichen wie unsinnigen Gründen begebe ich mich zu einem Bancomaten und möchte Geld von meinem Konto abheben. Doch anstatt Geld fliesst Lasagne (!) aus dem Geldauswurf, und während ich mir die heisse Lasagne von den Händen wische, erscheinen auf dem Display die Gesichter mir wohlbekannter Menschen, die fortwährend in Furcht erregendem Ton «Du bist allein und wir sind daheim» singen.

Solche Träume fallen unter die Kategorie Albträume. Der Begriff Albtraum stammt übrigens aus der Mythologie. Die sogenannten Alben waren für die Träume der Menschen zuständig. Fakt ist, dass heute kein Traumforscher dieser Welt eine verlässliche Antwort auf meinen «Du bist allein und wir sind daheim»-Traum geben kann. Wenn doch, melden Sie sich bitte sofort bei mir unter www.nzp.ch.

Der folgende Traumbericht aus dem alten China illustriert unsere Traumwelt treffend:

«Ich, Chang Tsu, träumte einmal, ich sei ein Schmetterling, der hierher und dahin flatterte, in jeder Beziehung und Hinsicht ein Schmetterling. Ich war mir nur über mein Schmetterlingsdasein bewusst und nicht über meine menschliche Existenz. Plötzlich erwachte ich und lag nun da, wiederum als das gewohnte Ich. Jetzt weiss ich aber nicht,

ob ich ein Mensch bin, der träumte, er sei ein Schmetterling, oder ob ich ein Schmetterling bin, der träumt, er sei ein Mensch.»
Ziemlich komplex, die ganze Träumerei, finden Sie nicht auch?

Träumen ist also wie Kino im Kopf, und zu jedem guten Kinofilm gehört eine gute Musik. Wenn Mütter und (wenn zu Hause und willig) auch Väter ihre Kinder in den Schlaf singen, dann endet das meistens mit einem «Träum süss!». (Wie gut die Träume ausfallen, hat meiner Meinung nach direkt mit den Gesangskünsten der Eltern zu tun. Meine Gesangskünste halten sich, und das ist noch eine schonende Umschreibung, in Grenzen. Ich vermute, dass sich meine Kinder einfach schlafend stellen, damit ich aufhöre, Beatles-Lieder zu singen, die nicht als solche erkennbar sind.) Ich zähle auf Reisen auf meinen iPod respektive auf die in ihm enthaltenen Songs.

Meine Einschlaftechnik ist höchst erfolgreich und sehr einfach. Ich kreiere zu ausgewählten Liedern für meinen Kopf grosses Kino! Das geht so: Ich lege mich hin, schliesse die Augen, atme ruhig und tief. Dann drücke ich «Play» und konzentriere mich auf die Melodie und auf den Text, und schon geht es los. Der Projektor in meinem Kopf beginnt zu laufen und visualisiert das Lied mit Bildern. So habe ich schon unzählige Musikvideos produziert, obwohl ich gestehen muss, dass ich in den meisten Fällen schon vor Drehschluss eingeschlafen bin.

Hier eine kleine Auswahl meiner Einschlafsongs, versehen mit einem kurzen Plot meines «Videos»:
«Once Upon a Time in the West» – auch als «Spiel mir das Lied vom Tod» bekannte Melodie von Ennio Morricone.
Dauer 6:06 min.

Auch wenn der Songtitel nicht sehr motivierend ist, die Melodie ist es auf jeden Fall!
Ich reite mit meinem Pferd langsam und sehr zufrieden durch hohes Gras, mit Blick auf das Monument Valley. Ein weiterer motivierender und erfolgreicher Tag neigt sich mit der feuerrot untergehenden Sonne dem Ende zu. Ich nehme einen kräftigen Schluck aus meiner Büffelleder-Trinkflasche, und mein Blick schweift durch die endlos weite Prärie, während ein kühler Wind durch mein schulterlanges Haar weht. Danach treibe ich mein Pferd an und reite auf einen grasigen Hügel, voller Neugier, was sich dahinter wohl verbirgt.

Bisher konnte ich meine Neugier noch nie befriedigen, denn ich schlief immer kurz vor der Anhöhe ein.

«Albatross» von Fleetwood Mac.
Dauer 3:11 min.

Ich stehe am Rande einer Klippe am Meer. Fünfzig Meter unter mir schlagen die Wellen mit tosendem

Geräusch gegen die Felsen. Ich breite meine Arme aus und lasse mich vornüberfallen. Anstatt abzustürzen, fliege ich wie ein Adler der Küste entlang. Ohne Flügelschlag, getragen vom aufsteigenden Wind der Brandung. Weit unter mir erblicke ich meine Ängste und Sorgen, die sich Häuser an der Küste gebaut haben. Allerdings sind diese Häuser klein und unbedeutend und stehen direkt hinter meinen Erfolgshäusern, die alle unverbaute Meeressicht haben. Nur wie die Möwe heisst, die mich jeweils auf dem Flug begleitet, habe ich noch nicht herausgefunden…

«Brothers in Arms» von Dire Straits.
Dauer 4:49 min.

Das ist mein Flugzeug-Schlaf-Song. Mein Kopf ist an die Scheibe gelehnt, Sitz 1A. Ich befinde mich auf dem Flug nach Südafrika. Die immergleiche Stewardess (die aus der Werbung!) legt fürsorglich eine Decke über mich und löscht die Deckenlampe. Dann fallen mir die Augen zu…

«Gone Fishing» von Chris Rea.
Dauer 4:41 min.

Nur schon dieser Text! Die Stimme lässt mich unweigerlich zur Ruhe kommen und nimmt mir alle Last von den Schultern. «You can waist your whole lifetime … trying to be … what you think is expected of you … but you'll never be free.» Morgen, ja morgen werde ich einige Dinge in meinem Leben ändern…

Sollte diese Methode bei Ihnen nicht zum gewünschten Einschlaferfolg führen, dann bestellen Sie doch ein Glas warme Milch mit Honig auf Ihr Zimmer. Dieses Grossmutter-Rezept für ein rascheres Einschlafen ist heute wissenschaftlich akzeptiert. Auch mit Orangenblüten- und Eisenkrauttee erzielen Sie eine gute Wirkung.

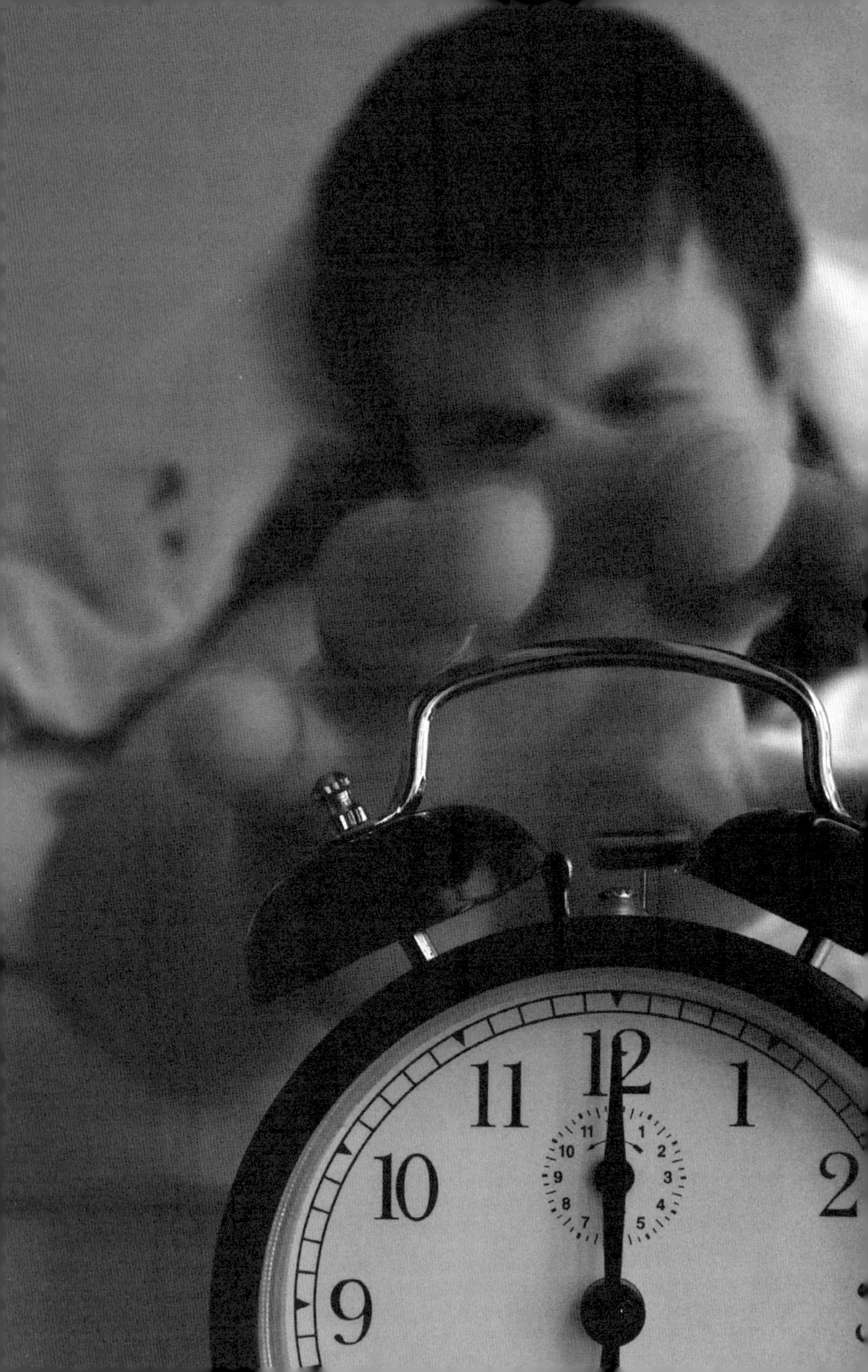

Start me up!

Für viele Zeitgenossen ist die volle Blase der Hauptgrund, weshalb sie morgens aufstehen. Aber wie so vieles ist auch das eine Einstellungssache. Für mich ist Aufwachen jedes Mal wie neugeboren werden. Eine neue Chance, mit der Zeit etwas Positives anzustellen.

Der Aufwachprozess an sich ist eine ganz, ganz wichtige Prozedur, die sehr individuellen Bedürfnissen unterliegt. Gerade weil das Wie und vor allem auch das Wann des Aufwachens so wichtig sind, hat diese Prozedur ein Kapitel verdient.

Während Frauen zum Frühstück heutzutage gerne mal einen Latte macchiato zu sich nehmen, hatten wir Männer unsere «Latte» meistens schon beim Aufwachen. Die morgendliche Erektion, umgangssprachlich als «Morgenlatte», «sunrise surprise» oder «morning glory» bekannt, ist völlig normal. Die Ursache liegt nicht in der sexuellen Erregung, sondern in der REM-Phase (gemeint ist «Rapid Eye Movement» und nicht etwa die gleichnamige Rockband). In dieser Phase des Schlafes wird die Atmung unregelmässig, und auch Puls und Blutdruck zeigen kurzfristige Schwankungen. Eine Begleiterscheinung davon ist eben die «Morgenlatte». Diese kommt übrigens schon bei Kindern und Säuglingen vor. Das Phänomen wurde lang einer gefüllten Harnblase zugeschrieben, völlig zu Unrecht, wie Wissenschaftler inzwischen bewiesen haben. Ich meine, wenn mann schon eine Latte hat, dann möchte mann doch auch wissen, woher sie kommt. So viel Aufklärung muss sein!

Aber wenden wir uns dem eigentlichen Thema zu…

Morgendliche Fragen unserer Mitmenschen wie: «Mann, bist du heute mit dem falschen Fuss aufgestanden?» oder «Hast du schlecht geträumt?» sind Hinweise darauf, dass wir unsere gute Laune wohl im Bett vergessen haben.

In der Schlafforschung wird zwischen zwei Schlaftypen unterschieden: Der «Morgenmuffel» ist wissenschaftlich gesehen der «Abendtyp». Dieser Mensch geht spät ins Bett und ist nachtaktiv. Er arbeitet am Abend am besten und kann ohne Schwierigkeiten bis tief in die frühen Morgenstunden wach und aktiv bleiben. Einmal aufgewacht, benötigt er recht lang, um auf Touren zu kommen. Er frühstückt kaum und fühlt sich müde und schlapp. Erst am Nachmittag fühlt er sich leistungsfähig und dynamisch. Ich vermute, dass sich relativ viele solcher Abendtypen jeweils frühmorgens in öffentlichen Verkehrsmitteln zum «Morgenmuffeln» treffen. Sie haben oft diesen «Sprich mich nicht an, sonst bist du fällig»-Blick drauf, der so unmissverständlich wie demotivierend ist.

Menschen, die nach dem Motto «Morgenstund hat Gold im Mund» leben, werden als «Morgentypen» bezeichnet. Sie fühlen sich, kaum aufgewacht, voller Tatendrang und sind oft schneller hochgefahren als ihr PC. Solche Menschen können der Gesellschaft schon früh am Tag zugemutet werden. Je länger der Tag dann dauert, desto mehr nimmt ihre Energie ab, und deshalb schätzen es Morgentypen in der Regel auch, recht früh ins Bett zu gehen.

Auch hier ist bis heute nicht geklärt, weshalb man entweder der einen oder der anderen Gruppe angehört. Vererbung? Gewohnheit? Who knows …

Die Kunst des Einschlafens ist das eine, die Kunst des Aufwachens eine ganz andere Geschichte. Wie startet frau oder mann gut in den neuen Tag? Am besten mit einer aktiven Entscheidung für einen guten Tag. Denn ob es ein guter Tag wird, hängt im Wesentlichen von Ihrer eigenen Einstellung ab. Es ist wie mit dem Glücklichsein: Es ist eine aktive Entscheidung. Wenn Sie sich einmal fürs Glücklichsein entschieden haben, dann sind Sie es auch.

Diese positive Grundeinstellung bildet die Basis und kann nun, da Sie sich für einen guten Tag entschieden haben, mit einigen Tricks noch verbessert werden. Beispielsweise durch das Wecksignal. Die einen stehen mehr auf ein «RRRRRIIING-RRRRIIIIING», andere auf ein «Sssssuuuuuummm-Suuuummmm» und wieder andere auf die Sieben-Uhr-Nachrichten. Vor der iPod-Generation benutzten noch viele Hotelgäste den persönlichen Weckdienst. Eigentlich ist es doch das Zweitsympathischste, von einer menschlichen Stimme geweckt zu werden. Doch diese Art des Weckens hatte zwei ganz entscheidende Nachteile. Erstens war die Verlässlichkeit nicht immer gewährleistet, denn so ein Night Auditor (dies ist die korrekte Bezeichnung für einen Rezeptionisten, der die ganze Nacht hindurch am Empfang arbeitet) kann schon mal ein «Bitte wecken Sie mich morgen um Punkt zwanzig nach sechs» vergessen.

Zweitens, und für unser Kapitel von grösserer Relevanz, ist die Tonlage des Night Auditor. Ein «Gutäääään Morgäääään, es ist siebääääään Uuuuhrrr» eines Menschen, der die ganze Nacht durchgearbeitet hat und sich auf nichts mehr freut als auf das Verlassen seines Arbeitsplatzes, ist wahrlich nicht der richtige Ton, um in den Tag zu starten. Wie gesagt, es geht um den Ton und nicht etwa um die Worte. Sie können diese Worte auch sanft aussprechen und auch gleich mit einem kleinen Wetterbericht anreichern. Eine Version, die ich leider nie erleben durfte. Man hätte den Gästen auch drei verschiedene Versionen des Weckens anbieten können. Eine zärtliche Variante, die militärische Anschreiversion und den Morgenwitz zum Lachen. Alles verpasste Servicechancen mit garantiertem Erinnerungseffekt. (Lesen Sie auch: «Kundenverblüffung», Daniel Zanetti, 2003 Redline Wirtschaft)

Was sehr hilfreich ist, ist ein Aufwachritual.
Hier ein Beispiel:

- 6.00 Uhr, aus Ihrer Stereoanlage tönt Ihr Aufwachsong.
- Gehen Sie in Gedanken den heutigen Tag durch und freuen Sie sich darauf.
- Strecken Sie Beine und Arme richtig durch.
- Machen Sie das Licht an.
- Trinken Sie ein Glas lauwarmes Wasser sowie ein kleines Glas Orangensaft, damit regen Sie Ihre Darmtätigkeit an und erhöhen den Blutzucker.
- Erledigen Sie Ihre Morgentoilette (sorry, keine Tipps…).
- Machen Sie zehn Liegestütze.
- Frühstücken Sie ausgewogen.
- Springen Sie dem neuen Tag mitten ins Gesicht!

Als Inspiration für den Morgensong präsentiere ich Ihnen gerne eine Auswahl meiner Top-Ten-Liste:

- «We Will Rock You», Queen

- «You Can Get It if You Really Want», Jimmy Cliff
- «You Get What You Give», New Radicals
- «Start Me Up», Rolling Stones
- «What a Wonderful World», Louis Armstrong
- «I Want It All», Queen
- «Baby Don't Stop», Rolling Stones

Um nur einige zu nennen.

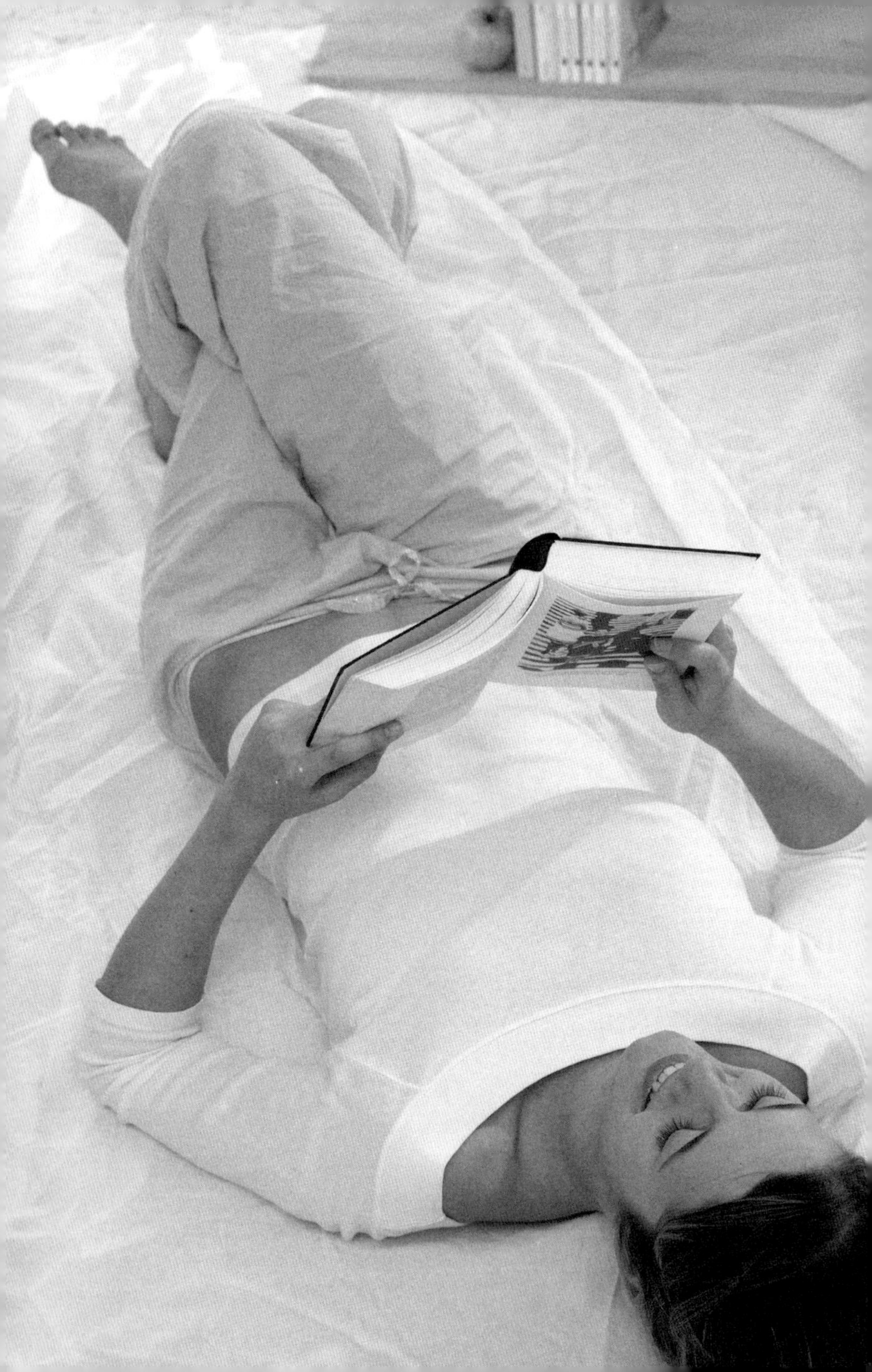

11 Tipps für einen gesunden Schlaf

Im eigenen und in fremden Betten.

- Halten Sie einen möglichst regelmässigen Schlafrhythmus ein. Egal, ob Sie nun sechs oder acht Stunden schlafen, die Regelmässigkeit erleichtert das Einschlafen.
- Ein persönliches Zubettgehen-Ritual hilft beim Einschlafen. Siehe Kapitel 7: «Kino im Kopf».
- Nun, da Sie wissen, dass Sie ein Drittel Ihres Lebens schlafend verbringen, sparen Sie bitte nicht an Ihrer Matratze und Ihrer Bettwäsche, weder qualitativ noch farblich.
- Lüften Sie vor dem Zubettgehen das Zimmer nochmals richtig durch und achten Sie generell darauf, dass Ihr Schlafzimmer kühl und nicht heiss ist. 18 Grad und nicht zu trockene Luft sind ideal.

- Machen Sie richtig dunkel und befreien Sie Ihr Zimmer von diesen vielen Standby-Lichtern. Sie sind im Schlafzimmer und nicht bei «Star Wars»!
- Essen Sie leicht und trinken Sie wenig Alkohol vor dem Schlafengehen. Auch Kaffee und Nikotin sind Tiefschlafverderber. Lassen Sie zwischen Essen und Schlafen zwei bis drei Stunden verstreichen.
- Verbannen Sie den Fernseher aus Ihrem Schlafzimmer, denn ungezieltes Televisioning ist gestohlene Schlafzeit.
- Sex ist als Schlafmittel ungeschlagen. Allerdings eher für Männer. Während sie danach oft zum Einschlafen tendieren, werden Frauen wieder aktiv.
- Achten Sie auf ausreichende Bewegung. Der Mensch sollte täglich mindestens 10 000 Schritte tun. Als Anhaltspunkt: Messungen haben ergeben, dass Büromenschen während eines Arbeitstages ohne zusätzliche Bewegung wie z.B. Sport auf kaum mehr als 4 500 Schritte kommen. Warten Sie nie mehr auf einen Lift, denn die Treppe hinter Ihnen ist schon da!
- Machen Sie eine Stunde vor dem Schlafengehen keine anregenden Tätigkeiten wie Sport oder Arbeit.
- Programmieren Sie vor dem Zubettgehen einen motivierenden Aufwachsong, damit der neue Tag schwungvoll beginnt.

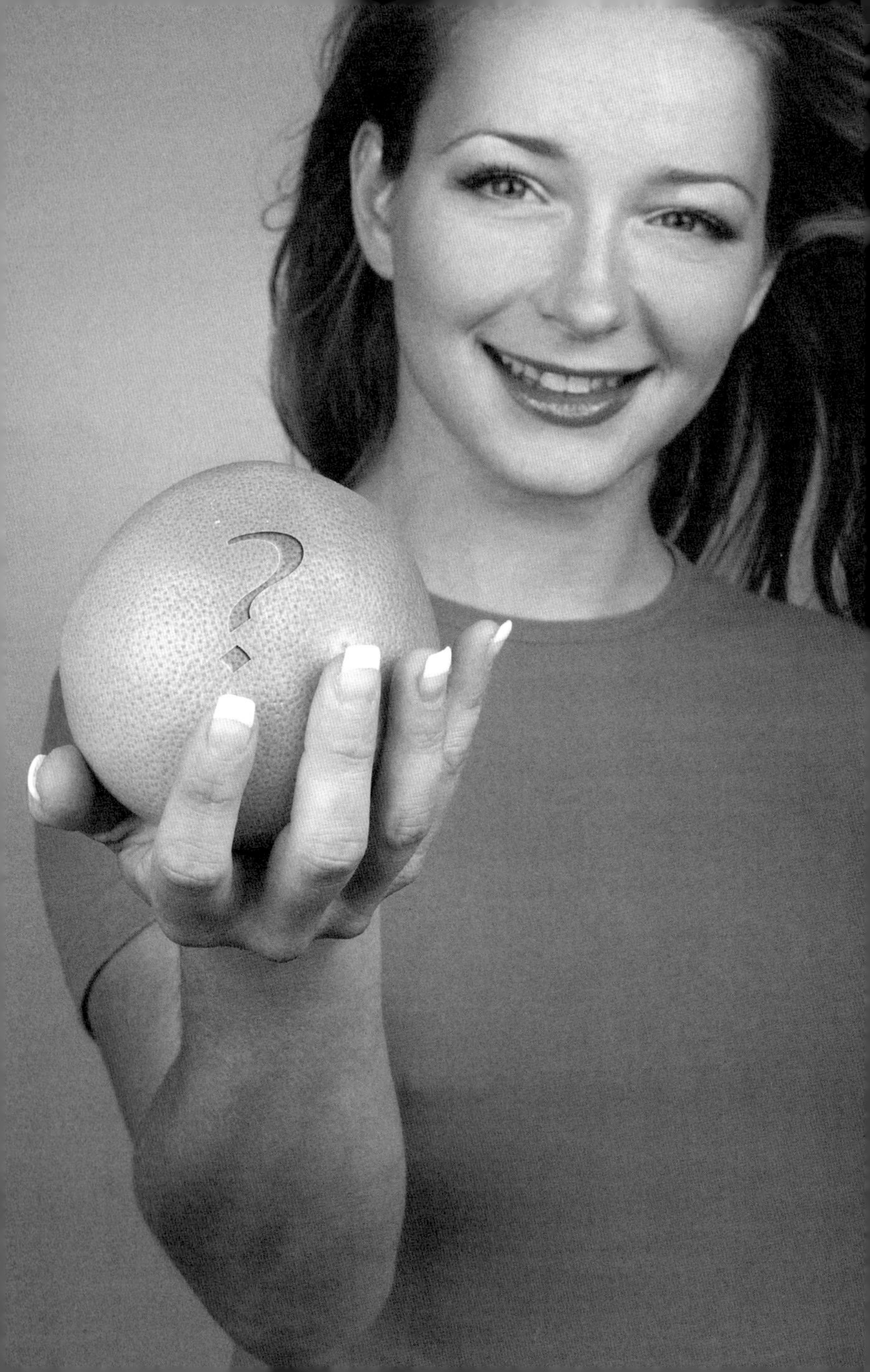

Und nun?

Ich hoffe sehr, dass ich Ihnen mit diesem Büchlein eine unterhaltsame und lehrreiche Zeit bescheren konnte.

Wenn Sie zu jenen Menschen gehören, die sich nachts nicht erholen können, aus welchen Gründen auch immer, und sich deswegen mehr schlecht als recht durch den Tag schleppen, dann sollten Sie Ihren Hausarzt aufsuchen. Seine Diagnose und die damit verbundene Therapie werden Ihren Lebensmut, Ihre Lebensfreude und damit auch die Ihres Umfeldes verbessern.

Vielleicht benötigen Sie ja, wie ich selbst, auch nur ab und zu einen kleinen «Kick», um sich immer wieder an die Wichtigkeit von Ernährung, Bewegung und Entspannung zu erinnern. Dann empfehle ich Ihnen «FIT-KICK»: Martin Zurbriggens E-Mail-Kolumne (www.martin-zurbriggen.ch) liefert pointierte und wertvolle Tipps, die nicht nur zum Nachdenken anregen, sondern sich auch im Alltag umsetzen lassen. Lesegenuss inbegriffen!

Schenken Sie «Sind Sie gut im Bett?» jemandem weiter, den Sie schätzen. So erreichen Sie gleich zwei Dinge. Zum einen eine verblüffte Reaktion auf den Titel und das instinktive Nachdenken darüber, und zum anderen schenken Sie diesem jemanden Tipps für einen besseren Schlaf. Glauben Sie mir, das kommt irgendwie auf Sie zurück!

Schlafen Sie gut!

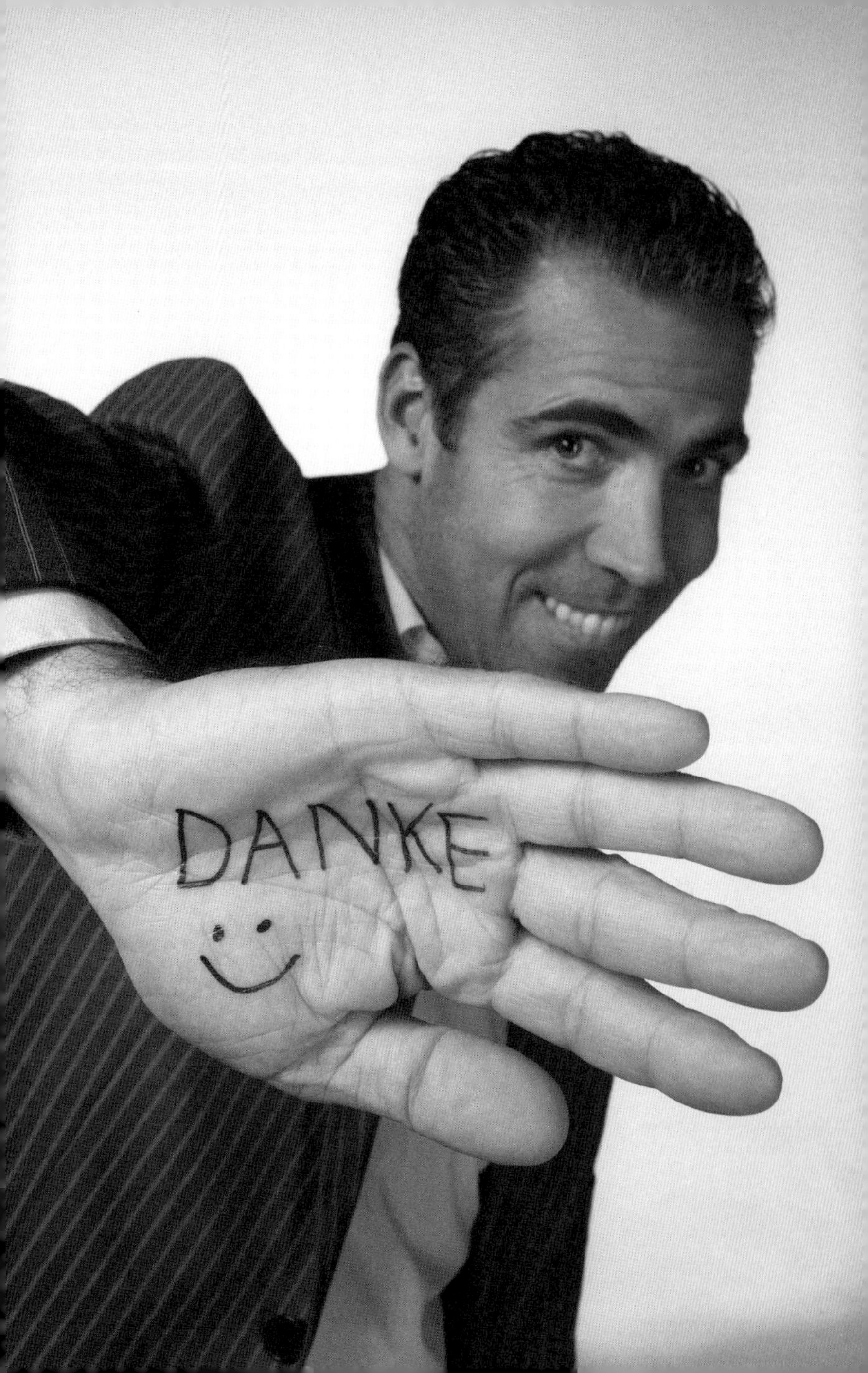
DANKE

Nachwort

von PD Dr. med. Jürg Schwander
Klinikleitung KSM – Klinik für Schlafmedizin

Für die meisten von uns ist es eine Selbstverständlichkeit, dass der Schlaf uns zuverlässig Nacht für Nacht erholt. Schlaf ist etwas worüber wir wenig nachdenken solange er funktioniert: Jeder muss schlafen. Der Schlaf ist nicht exklusiv. Ob das Pijama aus Baumwolle oder Seide, gestreift oder getupft ist, verändert unseren Schlaf nicht. Sobald wir an eine Zeitzone angepasst sind, ist der Schlaf überall sehr ähnlich. Vorausgesetzt die Bedingungen dafür – wenig Lärm, wenig Licht, gute Temperatur, gute Unterlage, Sicherheit und entspannte eigene Verfassung – sind günstig.

Dennoch bleibt der Schlaf für viele unheimlich, da wir uns während des Schlafes nicht beobachten und diesen willentlich auch nicht beeinflussen können. Diese unsichere, ja ängstliche Haltung gegenüber dem Zustand Schlaf wird auch dadurch illustriert, dass die alten Griechen das Haus ihres Schlafgottes Hypnos an den Rand Ihrer Welt gelegt haben – dort wo man von der Erdscheibe hinunterfallen konnte. Hypnos war dazu der Halbbruder des Todesgottes Thanatos, denn der Schlaf wurde als todähnlicher Zustand angesehen.

Heute wissen wir, dass der Schlaf einen vom nachtaktiven Hirn geregelten Ablauf hat. Er ist unsere einzige wirksame Erholung und wird für den Aufbau unseres Gedächtnis benötigt.

Schlafmangel und Schlafstörungen machen uns unweigerlich schlechter. Dies ist bei jedem von uns messbar. Eine Nacht ohne Schlaf ist wie 0,8–1 Promille Alkohol im Blut. Wir machen mehr Fehler, sind verlangsamt, angespannt und agressiv, ideenarm und das Gedächtnis wird lückenhaft. Die Vernetzung im Hirn funktioniert nicht. Schlechte Stimmungen und Depressionen sind häufiger. Unfälle treten vermehrt auf. Die Krankheitsanfälligkeit nimmt zu. Kurzschläfer haben auch öfter Gewichtsprobleme.

Dabei können wir leicht herausfinden, ob wir uns zuwenig oder genügend ausruhen. Vergleichen wir unsere Schlafzeiten in den Ferien ohne den lästigen Wecker mit den Zeiten einer normalen Arbeitswoche. Schlafen wir in den Ferien mehr als eine Stunde länger, ist unsere Erholungsphase an den Arbeitstagen zu kurz und müsste verlängert werden.

Wie häufig Schlafmangel in unserer Gesellschaft vorkommt ist noch nie richtig erfasst worden. In einer WHO-Studie von 1998 waren in der Schweiz 25% der 15- und 18% der 13-jährigen in der Schule morgens an durchschnittlich vier Wochentagen müde und vermindert leistungsfähig. Ein erschreckender Befund in einem Alter, das entscheidend ist für wichtige Ausbildungsschritte.

Schlafstörungen sind sehr häufig und können gut behandelt werden. Sie haben viele verschiedenartige Ursachen und benötigen eine genaue Analyse für eine erfolgreiche Behandlung.

«Sind Sie gut im Bett?» zeigt deutlich wie beim Erzähler eine Anlage – ein verschobener Schlaf/Wachrhythmus – im normalen Tagesablauf zu einem Schlafmangel geführt hat. Und der Schlafmangel zusammen mit Leistungswillen und Leistungsdruck das Entstehen einer Überlastung – Burn-out – begünstigte.

Was ich mir für Sie bei der unterhaltsamen Schlaf-Fibel wünsche ist, dass Sie kurz innehalten und Ihre eigene Erholungsroutine ansehen. Seien Sie versichert, wir alle sind sehr ähnlich und können unser eigenes Wohlbefinden und Leistungspotential nur mit genügend Schlaf erreichen. Es stimmt nicht, dass Kurzschläfer effizienter sind als Langschläfer.

Ist Ihr Schlaf wirklich gut und lang genug? Sollten Sie nicht versuchen länger zu schlafen oder Ihre Schlafstörung behandeln zu lassen?

Pflegen Sie Ihren Schlaf – wie Sie Wert auf gutes, ausgewogenes Essen, Sport, gutes Umfeld und gute Arbeitsatmosphäre legen.

Gute Nacht!

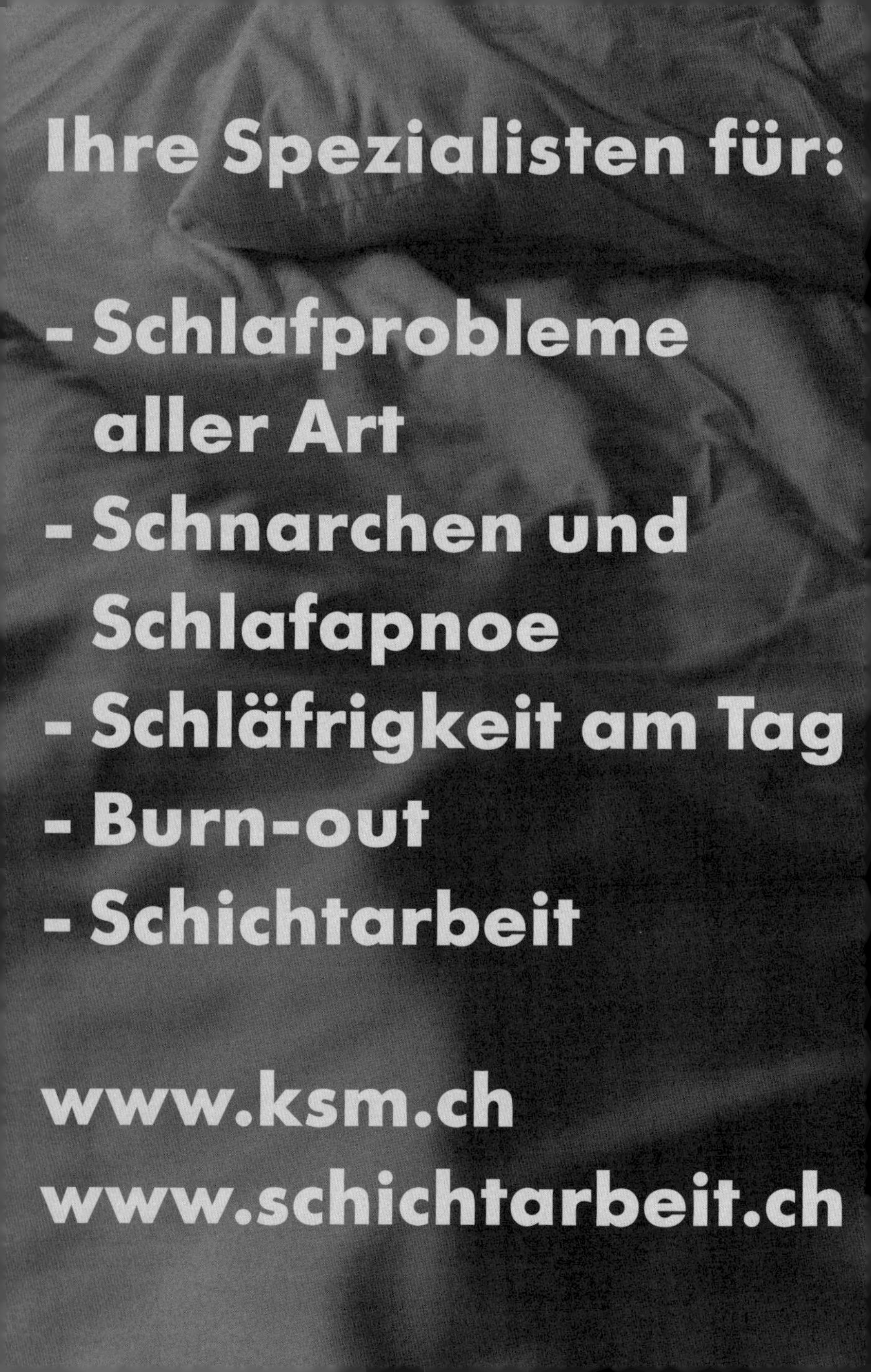
Ihre Spezialisten für:
- Schlafprobleme aller Art
- Schnarchen und Schlafapnoe
- Schläfrigkeit am Tag
- Burn-out
- Schichtarbeit
www.ksm.ch
www.schichtarbeit.ch

Schluss mit Schlafproblemen!

Unternehmen Sie etwas dagegen, machen Sie den ersten Schritt zum erholsamen Schlaf und melden Sie sich noch heute bei uns an.

Wünschen Sie weitere Informationen zu unseren Dienstleistungen? Kontaktieren Sie unser Sekretariat in Zurzach oder Luzern.
Weitere Informationen zu unserer Klinik und unseren Dienstleistungen finden Sie auf unserer Website: www.ksm.ch.

KSM ZURZACH
KLINIK FÜR SCHLAFMEDIZIN

KSM Zurzach
Klinik für Schlafmedizin
Badstrasse 33
5330 Bad Zurzach
Telefon 056 269 60 20
ksm.zurzach@ksm.ch

KSM LUZERN
KLINIK FÜR SCHLAFMEDIZIN

KSM Luzern
Klinik für Schlafmedizin
St. Anna-Strasse 32
6006 Luzern
Telefon 041 208 31 01
ksm.luzern@ksm.ch

Weekly-Empowerment-Innovationsletter – jeden Freitag kostenlose Tipps

NeumannZanetti & Partner
The Empowerment Company

The Weekly Empowerment

Kundenübersicht

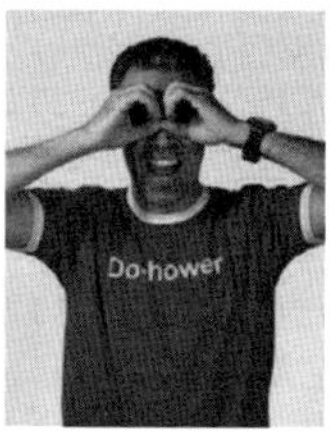

Mit unseren Computern können wir Kunden erfassen, abspeichern, mutieren, löschen, kopieren und terminieren. An Meetings erscheinen wir dann mit Listen, auf denen die Kunden nach Umsätzen geordnet und mit Leuchtstift markiert erscheinen. Nach dem Meeting kursieren dann diese Listen solange in den Abteilungen, bis sie nicht mehr aktuell sind und neue gezogen werden.

Mit anderen Worten; Kunden sind Namen ohne Gesichter. Noch schlimmer; es sind oftmals einfach Daten, die im Computer schlummern, bis irgendwann und aus irgendeinem Grunde genau dieser Name ausgespuckt wird. Der Grund kann beispielsweise eine Reklamation oder Bestellung sein.

Ein Bankberater hat mir einmal mitgeteilt, dass sein Portfolio 650 zu betreuende Kunden zählt. Ich habe mir gedacht „Wie macht der das?" und bin relativ schnell zur Frage gelangt: „Wie machen WIR das?"

Die Love Story Wand von NeumannZanetti & Partner
In unserer Marketingabteilung haben wir eine 3 auf 6 Meter grosse Magnetwand installiert, die in sechs Spalten unterteilt ist.

Spalte 1: **Kennenlern-Phase**

Jeder potenzielle Kunde bei dem wir akquirieren, wird mit Firmenname, Ansprechperson und Dienstleistung auf ein Kärtchen gedruckt und an die Magnetwand gehängt. Jeder Mitarbeiter kann nun jeden Tag, zu jeder Zeit vor diese Wand stehen und hat auf einen Schlag die Übersicht, mit welchen potenziellen Kunden der Verkauf sich gerade beschäftigt.

Spalte 2: **Start-Phase**

Das Kundenkärtchen wandert in die Start-Phase, wenn der Kunde von uns ein schriftliches Angebot (Offerte) erhalten hat.

Schenken Sie Wissen mit Wirkung weiter! Anmeldungen via http://www.nzp.ch

Lassen Sie sich begeistern, überraschen, und inspirieren. Lachen Sie mit oder schütteln Sie den Kopf, wenn Daniel Zanetti wieder einmal mit viel Humor, einem guten Schuss Ironie und geschärftem Blick über alltägliche Themen spricht. Mit dem Weekly-Empowerment-Innovationsletter werden Sie jeden Freitag aufs Neue verblüfft, unterhalten und bereichert.

Die kreativen Tipps lassen sich hervorragend in Ihren eigenen Alltag integrieren – ganz egal, ob Sie den Innovationsletter lesen oder ihn als Podcast hören!

Abonnieren Sie unter: **www.nzp.ch**

The Best of Weekly-Empowerment

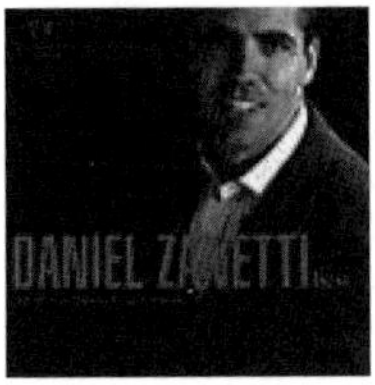

Hörbuch-CD

«The Weekly-Empowerment-Innovationsletter» bietet Ihnen jeden Freitag unterhaltsamen und kostenlosen Input. Mehr als 12 000 begeisterte Abonnenten in über 30 Ländern lassen sich von praktischen und verblüffenden Tricks und Tipps inspirieren.

Ideal für unterwegs oder als Geschenk.

2004 NZP Verlag. Hörbuch-CD
Best.-Nr. 3631 *Bestellung: www.nzp.ch*

Kundenverblüffung – Wie Sie Ihre Kunden nachhaltig an sich binden.

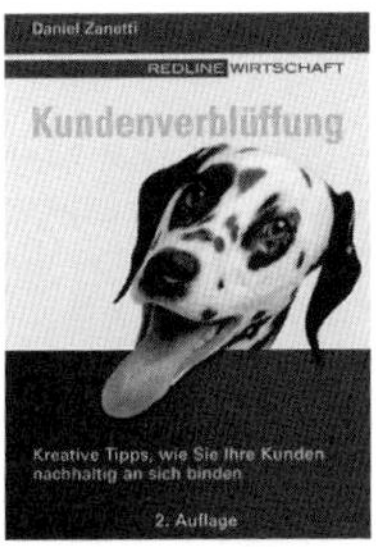

Weshalb fragt der Taxifahrer nie nach Ihrem bevorzugten Musikstil? Wieso schickt Ihnen Ihre Krankenversicherung keine Genesungswünsche ans Krankenbett? Und wieso fragt der Friseur immer, ob die Wassertemperatur in Ordnung ist?

Verblüffend gute, praxiserprobte Tipps für mutige Verkäufer und Dienstleistungsanbieter.

2003 Redline Wirtschaft bei Moderne Industrie.
221 Seiten, geb.
Best.-Nr. 3317 *Bestellung: www.nzp.ch*

Amaze Your Customers

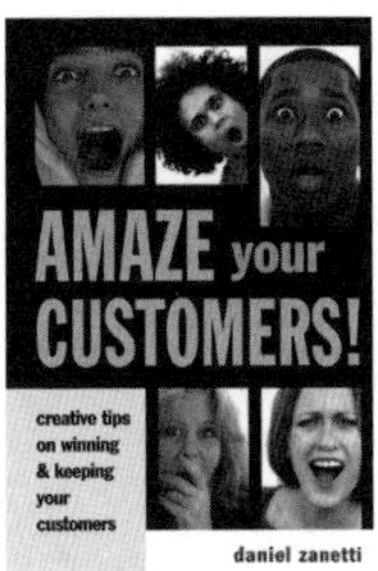

Creative Tips on Winning & Keeping Your Customers

Discover new strategies to amaze your customers… This comprehensive and entertaining guide demonstrates the ways in which companies, both large and small, can attract and win new customers using Daniel Zanetti's «Customer Amazement Strategy».

Based on real-life stories of good and bad customer experiences, this book shows you just how important customer satisfaction is.

2006 Kogan Page. 224 pages, paperback
Art.-Nr. 3803 *Bestellung: www.nzp.ch*

Vom Know-how zum Do-how – Ein Buch für Macher

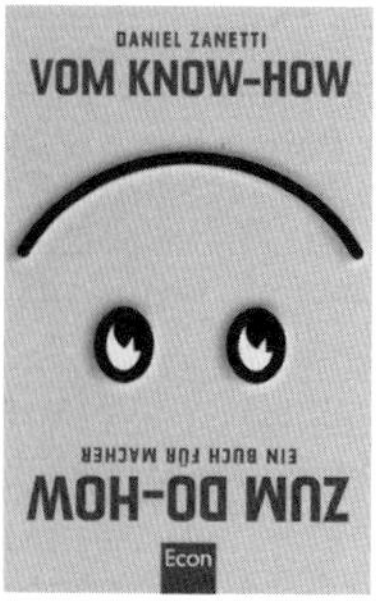

Wie kommt es, dass so viele Menschen fachliche Einsteins, aber soziale Azubis sind? Weshalb sind schlechte Verkäufer auch schlechte Liebhaber? Wieso verwechseln Chefs Mitarbeiter mit Mitunternehmern? Weil viele Manager alles wissen, jedoch nichts können.

Ein Buch, das Theoretiker hassen und Praktiker brauchen.

2006 Econ Verlag. 256 Seiten, geb.
Best.-Nr. 3797 *Bestellung: www.nzp.ch*

NEU: Jetzt auch in spanischer Sprache erhältlich!

1001 Tipps zur Mitarbeitermotivation

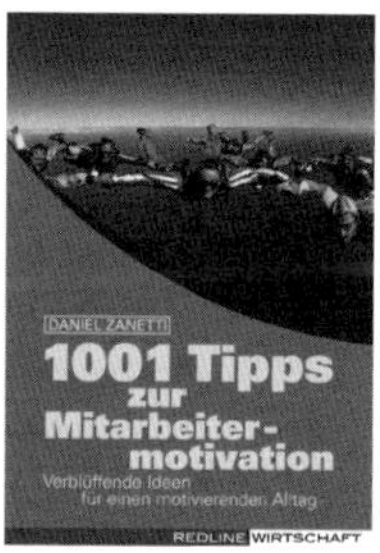

Verblüffende Ideen für einen motivierenden Geschäftsalltag.

Die Mitarbeiter sind das wertvollste Kapital eines Unternehmens. Mitarbeitermotivation ist eine lohnende Investition; keine Frage des Budgets, sondern des Engagements und des Einfallsreichtums der Führungskräfte. Ein Nachschlagewerk für jeden Tag, zum Experimentieren, Entdecken, Begeistern und Verblüffen!

2006 mvg Verlag. 192 Seiten, kart.
Best.-Nr. 2955 *Bestellung: www.nzp.ch*

Burn-out – In den Krallen des Raubvogels

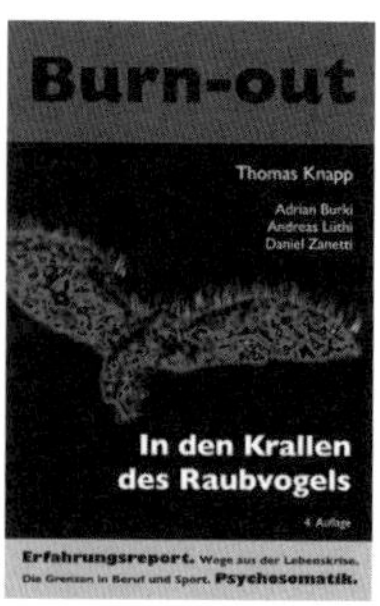

Burn-out – eine heimtückische Krankheit. Sie kommt schleichend, breitet sich in allen Gesellschaftsschichten aus, und mehr und mehr Menschen leiden unter seelischer und körperlicher Erschöpfung.

Welche Alarmsignale sendet der Körper? Wie lässt sich die Erschöpfung beschreiben? Welche Wege führen aus der Lebenskrise?

Ein einzigartiger Burn-out-Report von Thomas Knapp, Adrian Burki, Andreas Lüthi, Daniel Zanetti.

2005 Verlag Textwerkstatt. 160 Seiten, kart.
Best.-Nr. 3704 *Bestellung: www.nzp.ch*

FIT-KICK – Alltagstaugliche Tipps für Ihre Gesundheit

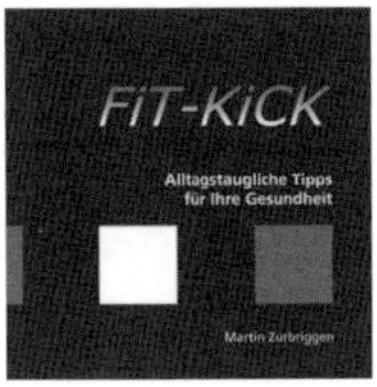

Wie viel Gutes tun Sie sich?

- FiT-KiCK – keine grossen Pläne, sondern viele kleine Schritte für Ihren Alltag.
- FiT-KiCK – leichtverdauliche Inputs, die hinterfragen und zum Umsetzen anregen.
- FiT-KiCK – kostenlos abonnieren unter: www.martin-zurbriggen.ch.

2005 Martin Zurbriggen Verlag. 200 S., kart.
Best.-Nr. 3791 *Bestellung: www.nzp.ch*

Ihr Auftritt zum Erfolg – Präsentationen souverän meistern

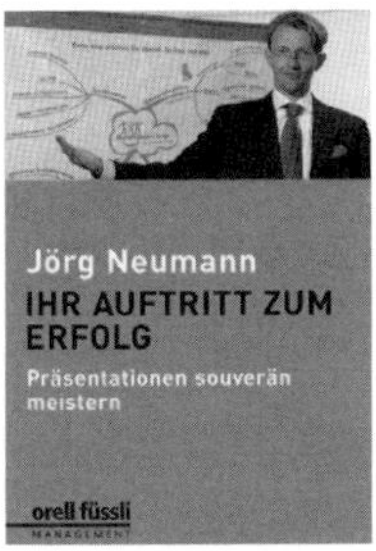

Früh am Morgen stehen Sie auf. Einige Stunden später schon treten Sie auf …

Warum sollen Ihre Zuhörer Sie sympathisch finden?

Ob Ihre Auftritte Ihrer Karriere Auftrieb geben oder ob sie Sand ins Getriebe streuen, hängt vor allem von Ihnen ab. Trauen Sie sich, Kopf und Herz Ihres Publikums anzusprechen, damit Sie und Ihre Ziele akzeptiert werden.

2004 Orell Füssli Verlag. 197 Seiten, geb.
Best.-Nr. 3565 *Bestellung: www.nzp.ch*

Formulieren ohne Floskeln

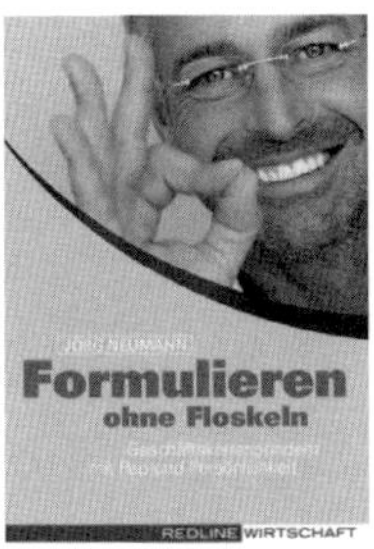

Geschäftskorrespondenz mit Pep und Persönlichkeit.

Warum regen die meisten Briefe – ob geschäftlich oder privat – eher zum Gähnen als zum Geniessen an?

Erkennen Sie Floskeln in Ihrer eigenen Korrespondenz und lernen Sie, einfach und klar zu schreiben, was Sie meinen. Erreichen Sie mit E-Mail, Fax, SMS oder Brief ohne Floskeln mehr Aufmerksamkeit bei Ihren Kunden und Geschäftspartnern.

2006 Redline Wirtschaft. 240 Seiten, kart.
Best.-Nr. 3632 *Bestellung: www.nzp.ch*